acatech DISKUTIERT

> RUNDER TISCH MEDIZINTECHNIK

WEGE ZUR BESCHLEUNIGTEN ZULASSUNG UND ERSTATTUNG INNOVATIVER MEDIZINPRODUKTE

THOMAS SCHMITZ-RODE (Hrsg.)

T0220580

Prof. Dr. Thomas Schmitz-Rode
RWTH Aachen
Lehrstuhl für Angewandte Medizintechnik im Helmholtz-Institut
Pauwelsstraße 20
52074 Aachen

acatech – Deutsche Akademie der Technikwissenschaften, 2009

Geschäftsstelle	acatech Hauptstadtbüro
Residenz München	E-Werk
Hofgartenstraße 2	Mauerstraße 79
80539 München	10117 Berlin
T +49(0)89/5203090	T +49(0)30/206309610
F +49(0)89/5203099	F +49(0)30/206309611

E-Mail: info@acatech.de
Internet: www.acatech.de

ISBN 978-3-642-02599-0   e-ISBN 978-3-642-02600-3

DOI 10.1007/978-3-642-02600-3

Bibliografische Information der Deutschen Nationalbibliothek
Die Deutsche Nationalbibliothek verzeichnet diese Publikation in der Deutschen Nationalbibliografie;
detaillierte bibliografische Daten sind im Internet über http://dnb.d-nb.de abrufbar.

© acatech – Deutsche Akademie der Technikwissenschaften, Springer-Verlag Berlin Heidelberg 2009

Redaktion und Koordination: Dr. Johannes Winter
Layout-Konzeption: acatech
Satz/Layout: Fraunhofer-Institut für Intelligente Analyse- und Informationssysteme IAIS,
Sankt Augustin
Einbandgestaltung: klink, liedig werbeagentur gmbh

Gedruckt auf säurefreiem Papier

springer.com

acatech DISKUTIERT

> RUNDER TISCH MEDIZINTECHNIK

WEGE ZUR BESCHLEUNIGTEN ZULASSUNG UND ERSTATTUNG INNOVATIVER MEDIZINPRODUKTE

THOMAS SCHMITZ-RODE (Hrsg.)

> INHALT

> VORWORT

THOMAS SCHMITZ-RODE/OLAF DÖSSEL/HELMUT ERMERT

Die Medizintechnik ist ein wichtiger Baustein der Gesundheitsversorgung – doch auf dem Weg von der guten Idee zur erfolgreich am Markt etablierten medizintechnischen Innovation gibt es noch zu viele Hürden: ein Kernproblem sind die langen Zulassungs- und Erstattungswege medizintechnischer Innovationen, die schnelles Wachstum und damit auch die Entstehung von Arbeitsplätzen erschweren. acatech – Deutsche Akademie der Technikwissenschaften engagiert sich daher bereits seit einigen Jahren für die Verbesserung der strukturellen Rahmenbedingungen zur Implementierung medizintechnischer Innovationen.

Mit der Veranstaltung Runder Tisch Medizintechnik, die während der Fachmesse MEDICA im November 2008 in Düsseldorf stattfand, ist es acatech gelungen, Spitzenvertreter der Ministerien, Branchenverbände, Kostenträger, Zulassungsinstitutionen, der medizintechnischen Industrie und der Wissenschaft zusammen zu bringen. Der Runde Tisch bot den Teilnehmern eine Plattform, um über gemeinsame Lösungswege zur Beschleunigung der Zulassungs- und Erstattungsverfahren von Medizinprodukten zu diskutieren.

Mit dem Runden Tisch Medizintechnik wurde eine dringend notwendige Diskussion über den Erhalt und die Förderung der Wettbewerbsfähigkeit der Medizintechnik in Deutschland angestoßen. Die Publikation fasst die wichtigsten Positionen des Runden Tisches zusammen und zeigt Wege auf, wie der Zugang neuer Medizintechnik in die Gesundheitsversorgung erleichtert werden kann.

EINFÜHRUNG

> DER RUNDE TISCH MEDIZINTECHNIK
EIN WEITERER SCHRITT AUF DEM WEG ZUR BESCHLEUNIGUNG DER ZULASSUNGS- UND ERSTATTUNGSVERFAHREN FÜR MEDIZINTECHNISCHE INNOVATIONEN

THOMAS SCHMITZ-RODE/JOHANNES WINTER

1 EINLEITUNG

Die Medizintechnik ist ein wichtiger Baustein der Gesundheitsversorgung (vgl. Abbildung 1) – doch auf dem Weg von der guten Idee zur erfolgreich am Markt etablierten medizintechnischen Innovation gibt es noch zu viele Hürden: ein Kernproblem sind die langen Zulassungs- und Erstattungswege medizintechnischer Innovationen, die schnelles Wachstum und damit das Schaffen von Arbeitsplätzen erschweren.

Abbildung 1: Das breite Spektrum der Medizintechnik (Quelle: acatech 2007)

Bedarf & Verbrauch, besondere Einrichtungen Pflaster, OP-Einrichtungen	**Diagnosesysteme** Hämodynamik, Blutdruck, EEG, EKG, Monitoring, Lungendiagnose, Schlafdiagnose	**MedTech für besondere Disziplinen** Audiologie, Ophthalmologie, Zahnmedizin, Rettung & Notfall
Diagnostika & Labor Hämatologie, Immunologie, klinische Chemie. Mikrobiologie, DNA-Chips, Labortechnik, Lab-on-Chip	**Bildgebende Systeme** Röntgen, CT, MRT, Ultraschall, SPECT, PET,molekulare Bildgebung	**Therapiesysteme** Beatmung & Inhalation, Dialyse & Apherese, Injektion & Infusion, Ultraschall-Therapie, Physiotherapie
Hygiene & Sicherheit Hygiene & Sterilisation, Dosimetrie & Strahlenschutz, Gerätemanagement	**Chirurgie & Intervention** Chirurgische Systeme, Anästhesie, minimal-invasive Intervention, Katheter, Endoskopie, Laser in der Medizin	**Strahlentherapie** Röntgen & Gammastrahlung, Protonen & schwere Kerne, Systeme, Planung, Überwachung, Staging
E-Health & Software Elektronische Patientenakte, Telemedezin, computerunterstützte Diagnose & Therapieplanung	**Implantate** Aktive Implantate (z.B. Herzschrittmacher), passive Implantate (z.B. Endoprothesen)	**Rehabilitation & Hilfe für Behinderte** Prothesen, Rollstühle
MedTech-Dienstleistungen Workflow Management, Disease Management	**Zell- und Gewebetechnik** Zelltherapie, Gewebestücke, künstliche Organe	

CT:	Computertomographie	MRT:	Magnetresonanztomographie
EEG:	Elektroenzephalographie	PET:	Positronenemissionstomographie
EKG:	Elektrokardiographie	SPECT:	Single Photon Emission Computed Tomography

1.1 acatech EMPFEHLUNGEN ZUR FÖRDERUNG DER MEDIZINTECHNIK IN DEUTSCH-LAND

acatech – Deutsche Akademie der Technikwissenschaften engagiert sich daher schon seit einigen Jahren für die Verbesserung der strukturellen Rahmenbedingungen zur Implementierung medizintechnischer Innovationen. Dabei ist die Akademie bestrebt, die Interessen von Patienten, Forschung und Wirtschaft zu vertreten. Im März 2007 wurde die acatech Stellungnahme „Innovationskraft der Gesundheitstechnologien" der Öffentlichkeit vorgestellt (vgl. acatech 2007). Ziel der Empfehlungen ist es, einen schnelleren Zugang neuer Medizintechnik in die Gesundheitsversorgung zu ermöglichen und neue Finanzierungswege aufzuzeigen (vgl. Abbildung 2). Die Stellungnahme umfasst sowohl allgemeine gesundheitspolitische Forderungen – wie zum Beispiel „mehr Wettbewerb im Gesundheitswesen" – als auch konkrete Empfehlungen an maßgebliche Akteure wie Bundesministerien, Prüf- und Zulassungsinstitutionen, die medizintechnische Forschung sowie an das Forschungs- und Entwicklungsmanagement in der Industrie. Zwei wichtige Empfehlungen lauteten:

- Schaffung von Strukturen für Pilotprojekte: Viel versprechende Medizintechnik sollte in ausgewählten Exzellenzzentren zeitlich begrenzt erprobt werden.
- Schaffung von Strukturen für Fast-Track-Programme: Innovative medizintechnische Produkte, die sich in den Pilotprojekten bewährt haben, sollten beschleunigt geprüft, zugelassen und erstattet werden.

Voraussetzung für Pilotprojekte, also für die Zulassung und Vergütung viel versprechender Medizintechnik auf Zeit an ausgewählten Zentren, ist, dass ein hohes Maß an Evidenz bezüglich Wirksamkeit und Wirtschaftlichkeit bereits vorliegt und dass die Zentren eine hohe Kompetenz in dem entsprechenden medizinischen Anwendungsfeld und ausreichend hohe Patientenzahlen vorweisen können. Zudem sollen die Projekte durch eine wissenschaftliche Evaluierung und ein „Health Technology Assessment" (HTA) begleitet werden. Innerhalb eines Jahres sollen die Prüf- und Zulassungsinstitutionen Gemeinsamer Bundesausschuss (G-BA) und das Institut für das Entgeltsystem im Krankenhaus (InEK) entscheiden, ob sich das innovative medizintechnische Produkt bewährt hat.

Die Voraussetzungen und Randbedingungen für Fast-Track-Programme, also eine Zulassung und Vergütung nach einer schnellen und fokussierten Prüfung in besonderen Fällen sind, dass ein besonders hoher Grad an Evidenz bezüglich der Nutzenbewertung bereits vorliegt und eine besonders große Bedeutung für die Verbesserung der Gesundheit, die Erhöhung der Lebensqualität und die Reduzierung der Gesundheitsausgaben erwartet werden. Eine Bewertung durch den G-BA soll im Falle der Fast-Track-Programme innerhalb von sechs Monaten vorliegen, so die Empfehlung der Akademie (vgl. acatech 2007).

Abbildung 2: Wie innovative Medizintechnik zum Patienten kommt (Quelle: acatech 2007)

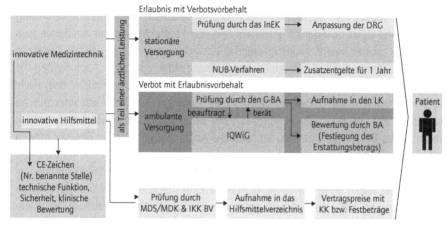

BA: Bewertungsausschuss
DRG: Diagnostic Related Groups (System der Fallpauschalen)
G-BA: Gemeinsamer Bundesausschuss
IKK BV: Innungskrankenkassen-Bundesverband
InEK: Institut für das Entgeltsystem im Krankenhaus
IQWiG: Institut für Qualität und Wirtschaftlichkeit im Gesundheitswesen
KK: Krankenkasse
LK: Leistungskatalog der gesetzlichen Krankenkassen
MDK: Medizinischer Dienst der Krankenkassen
MDS: Medizinischer Dienst der Spitzenverbände
NUB-Verfahren: Zusatzentgelte für neue Untersuchungs- und Behandlungsmethoden

1.2   acatech EXPERTENGESPRÄCH „HOT TOPICS DER MEDIZINTECHNIK"

Im Herbst 2007 veranstaltete acatech ein Expertengespräch zum Thema „Hot Topics der Medizintechnik". Das Expertengespräch, das während der Jahrestagung der Deutschen Gesellschaft für Biomedizinische Technik in Aachen stattfand, sollte die Empfehlungen fortschreiben und deren Umsetzung unterstützen. 20 Experten aus Wissenschaft und Wirtschaft identifizierten gesundheitswirtschaftlich bedeutende und zukunftsweisende Forschungsthemen und gaben Empfehlungen zu deren Umsetzung ab. Die Ergebnisse dieses Gesprächs sowie Stellungnahmen der drei Ministerien für Gesundheit (BMG), Wirtschaft und Technologie (BMWi) und Bildung und Forschung (BMBF) zur Rolle der Medizintechnik im Gesundheitswesen und in der Gesundheitswirtschaft dokumentiert die Publikation „Hot Topics der Medizintechnik" (vgl. Schmitz-Rode 2008). Dabei ging man folgenden Fragen nach: Wurden die vorgeschlagenen Maßnahmen umgesetzt? Welche Empfehlungen müssen nochmals bekräftigt und welche angepasst werden?

1.3 REAKTIONEN AUF acatech EMPFEHLUNGEN IN DEN MINISTERIEN

Eine stärkere Koordination und Abstimmung der Aktivitäten der beteiligten Ministerien ist eine wichtige Voraussetzung, um Zulassungsprozesse und Wege zur Vergütung schneller und durchsichtiger zu gestalten. Seit den Empfehlungen der Akademie vom März 2007 gibt es bereits einige erfreuliche Entwicklungen. So hat sich die Koordination im BMBF innerhalb der verschiedenen Referate stark verbessert. Auch werden die Empfehlungen in der Fortschreibung des „Aktionsplans Medizintechnik" – dem wichtigsten Instrument zur Förderung der Branche – einbezogen. Der medizintechnische Ausschuss des Gesundheitsforschungsrates des BMBF lädt darüber hinaus regelmäßig Vertreter des BMWi und des BMG ein, was die Abstimmung zwischen den Ministerien erleichtert.

Das Wirtschaftsministerium hat ebenfalls zentrale Forderungen der Akademie umgesetzt: Dort waren bislang mehrere Fachreferate für die Belange der Gesundheitswirtschaft zuständig. Mit einem „Arbeitsstab Gesundheitswirtschaft und soziale Dienstleistungen" bündelt das Ministerium nun die für die Branche relevanten Maßnahmen.

Das Gesundheitsministerium dagegen ist der Empfehlung, eine Projektgruppe Medizintechnik einzurichten, nicht gefolgt. Staatssekretär Dr. Klaus Theo Schröder verwies in seiner Rede auf der Tagung in Aachen auf das Wirtschaftlichkeitsgebot. Unter dieser Prämisse sei das deutsche Gesundheitswesen offen für innovative Medizintechnik. In seiner – ebenfalls in der Publikation abgedruckten – Rede sagte der Staatssekretär indes auch: „Wir wollen die Anforderungen an die Unternehmen und Produkte auf das notwendige und vernünftige Maß beschränken, um Entwicklungschancen der Branche nicht unnötig zu behindern."

Aus den Ministerien kommen insgesamt also ermutigende Signale für die Medizintechnik. Denn aufgrund der demografischen Entwicklung in Deutschland – Stichwort alternde Gesellschaft – werden chronische und degenerative Krankheiten zunehmen: Der Bedarf an Medizintechnik wird steigen. Schon deshalb sollte die Entwicklung neuer Technologien nicht nur rein unter dem Kostenaspekt der Einzelmaßnahme gesehen werden. Tatsächlich kann ein teureres, innovatives Produkt die Kosten einer Therapie in der Gesamtbilanz senken, wenn es beispielsweise die Krankenhaustage reduziert, die Infektionsgefahr vermindert oder die Lebensqualität verbessert (vgl. Schmitz-Rode/Winter 2009, S. 28ff.; Schmitz-Rode 2008).

2 RUNDER TISCH MEDIZINTECHNIK

In Fortführung des Expertengesprächs von 2007 lud acatech im November 2008 unter Vorsitz von Professor Dr. Thomas Schmitz-Rode zu einem „Runden Tisch Medizintechnik" mit Spitzenvertretern aus Politik, Fachverbänden, Wirtschaft und Wissenschaft (vgl. Abbildung 3). Diese Veranstaltung fand in gemeinsamer Initiative mit dem BMBF und mit Unterstützung des Zentralverbandes Elektrotechnik- und Elektronikindustrie (ZVEI) im Rahmen der Fachmesse MEDICA in Düsseldorf statt.

Abbildung 3: Runder Tisch Medizintechnik bringt maßgebliche Akteure des Gesundheitswesens zusammen (Foto: J. Winter)

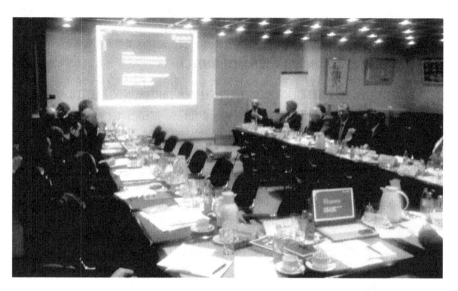

Der Runde Tisch Medizintechnik griff die eigenen Empfehlungen der Akademie aus dem Jahr 2007 auf und bezog auch von der Forschungsunion Wirtschaft-Wissenschaft im Rahmen der Hightech-Strategie der Bundesregierung diskutierte Thesen mit ein. Dabei wurden wesentliche Aspekte zur Förderung der Medizintechnik in Deutschland mit Vertretern aus folgenden Bereichen diskutiert:

- Bundesministerien für Gesundheit (BMG), Wirtschaft und Technologie (BMWi) und Bildung und Forschung (BMBF)
- Branchenverbände: Bundesverband Medizintechnologie (BVMed), Deutscher Industrieverband für optische, medizinische und mechatronische Technologien (Spectaris), Zentralverband Elektrotechnik- und Elektronikindustrie (ZVEI) und VDI/VDE Innovation + Technik GmbH
- Kostenträger: Medizinischer Dienst des Spitzenverbandes Bund der Krankenkassen (MDS) und Techniker Krankenkasse
- Prüf- und Zulassungsinstitutionen: Gemeinsamer Bundesausschuss (G-BA), Institut für Qualität und Wirtschaftlichkeit im Gesundheitswesen (IQWiG) und Deutsches Institut für Medizinische Dokumentation und Information (DIMDI)
- Medizintechnische Industrie: Aesculap AG (Tuttlingen) und Biotronik GmbH (Berlin)
- Wissenschaft: acatech Themennetzwerk Gesundheitstechnologie sowie Deutsche Gesellschaft für Biomedizinische Technik im Verband der Elektrotechnik, Elektronik, Informationstechnik (DGBMT im VDE)

Der Runde Tisch Medizintechnik bot den Beteiligten eine wichtige Plattform, um über Hemmnisse und mögliche strukturelle Verbesserungen zur beschleunigten Zulassung und Erstattung von Medizinprodukten zu diskutieren. Nachfolgend sind die wesentlichen Positionen der beteiligten Akteure zusammengefasst.

2.1 POSITIONEN AM RUNDEN TISCH MEDIZINTECHNIK

2.1.1 POSITIONEN DER BETEILIGTEN UNTERNEHMEN (BIOTRONIK, AESCULAP)

Aesculap und Biotronik forderten stellvertretend für die Medizintechnikindustrie eine höhere Transparenz im Zulassungs- und Erstattungsverfahren. Unternehmen der Medizintechnik müssten in nennenswerte finanzielle Vorleistung gehen, wenn sie sich um die Zulassung von Medizinprodukten bemühten. Einer Offenlegung der Ergebnisse klinischer Studien, wie vom MDS gefordert, steht die Medizintechnikindustrie insofern skeptisch gegenüber, als dadurch der Schutz geistigen Eigentums von Unternehmen gefährdet werden könnte. Auch fragt sich die medizintechnische Industrie, weshalb es eines evidenzbasierten Nutzenbelegs im ambulanten Sektor bedürfe, wie es der G-BA vorschlägt, wenn der Nutzen bereits ausreichend im klinischen Bereich dokumentiert worden sei.

Stellvertretend für die Medizintechnikindustrie verweist Biotronik am Beispiel eines Telemonitoring-Systems auf dessen klinische und gesundheitsökonomische Vorzüge gegenüber der „Präsenznachsorge". Diese Vorzüge könnten allerdings nur erschlossen werden, wenn sowohl die erforderliche Technologie als auch die Befundung der Daten durch den Arzt erstattet würden. Für den ambulanten Bereich besteht diese Möglichkeit bereits, für die Befundung der Daten durch stationäre Einrichtungen hingegen nicht. So gibt es hier keine Kostenerstattung für die Geräte und den Datenmanagement-Service. Eine breite Markteinführung in Deutschland sei ohne Kostenerstattung nach Ansicht von Biotronik jedoch nicht denkbar.

Biotronik fordert daher die Einführung einer pauschalen Kostenerstattung für die Transmitter-Geräte mit eingeschlossenem Datenmanagement-Service für die gesamte Laufzeit des Implantats. So könne die Patientenversorgung verwaltungstechnisch effizient gelöst werden. Über die Weiterentwicklung der im Implantat eingebauten Sensorik für Vitaldaten könnte dann in einem zweiten Schritt eine Differenzierung der DRG-Abrechnungsziffern für die Implantation erfolgen.

2.1.2 POSITIONEN DER BRANCHENVERBÄNDE (BVMED, ZVEI, SPECTARIS)

Die Branchenverbände der Medizintechnikindustrie konstatieren, dass die allgemeinen Rahmenbedingungen für die Zulassung von Medizinprodukten in Deutschland positiv seien. Allerdings sei bekanntlich mit dem Marktzugang eines Medizinprodukts noch nicht eine zügige Aufnahme in den Erstattungskatalog sicher gestellt. Die neue BMBF-

Studie zur Identifizierung von Innovationshürden in der Medizintechnik zeige zudem, dass die Zulassungs- und Erstattungsverfahren aufwändig, intransparent und kostenintensiv seien, insbesondere für kleine und mittlere Unternehmen (BMBF 2008).

Daher fordern die Branchenverbände 1) eine Vereinfachung und Entbürokratisierung bei der Vergütung neuer Untersuchungs- und Behandlungsmethoden nach dem Krankenhausentgeltgesetz, 2) das Prinzip „Erlaubnis mit Verbotsvorbehalt" im Krankenhaus beizubehalten, 3) eine transparente Darstellung der von den Zulassungsinstitutionen geforderten HTA-Kriterien, um damit die Verfahren der Technologiebewertung im gemeinsamen Interesse von Unternehmen und G-BA zügiger abschließen zu können, sowie 4) eine Flexibilisierung der Vergütungsregelungen.

Die Branchenverbände fordern, dass die im Rahmen der Konformitätsbewertungsverfahren für die CE-Kennzeichnung erhobenen Daten gleichwertig behandelt werden wie Daten, die über separate Nutzenbewertungen generiert wurden. In einer Debatte über die mögliche Verschärfung der Zulassung für Medizinprodukte verwies der Sachverständige für Medizintechnik, Dr. Hans Haindl, darauf, dass die Zulassungsverfahren für Medizinprodukte schon deshalb nicht denen für Arzneimittel angeglichen werden dürften, weil die Wirksamkeit von Medizinprodukten deutlich einfacher beurteilt werden könne als die von Arzneimitteln. Die physikalisch-technischen Zusammenhänge und die biologischen Wechselwirkungen von Medizinprodukten sind besser ermittelbar als die pharmakologischen und biochemischen Wirkungen von Arzneiwirkstoffen.

2.1.3 POSITION DES MEDIZINISCHEN DIENSTES DES SPITZENVERBANDES BUND DER KRANKENKASSEN (MDS)

Von Seiten des Medizinischen Dienstes des Spitzenverbandes Bund der Krankenkassen (MDS) wird argumentiert, dass die gesetzlichen Rahmenbedingungen den Krankenkassen nur wenig Spielraum bei der Erprobung oder gezielten Förderung von Methoden, Medizinprodukten oder Arzneimitteln geben. Der MDS kritisiert die im Kontext der Marktzulassung geforderten Wirksamkeits- und Nutzenbelege. So führt aus Sicht des MDS die Produktprüfung beim Markteintritt nicht immer zu einem eindeutigen und überzeugenden Nutzenbeleg. Dadurch werde der Vergütungseintritt gehemmt, weil zusätzliche Daten erhoben werden müssen. So unterscheiden sich etwa die von der Europäischen Kommission aufgestellten Richtlinien für Medizinprodukte von den methodischen Kriterien des IQWiG und der Verfahrensordnung des G-BA. Das führt dazu, dass viele Medizinprodukte zwar marktfähig sind, aber aufgrund diskrepanter Nutzenbewertung ohne kurzfristige Aussicht auf eine entsprechende Aufnahme in den Erstattungskatalog sind.

Der MDS unterstützt daher die acatech Empfehlungen, Medizinprodukte mit befristeten, an Auflagen gekoppelte Vergütungszusagen in der Versorgung einzusetzen und die erzielten Studienergebnisse zu veröffentlichen.

2.1.4   POSITIONEN DER PRÜF- UND ZULASSUNGSINSTITUTIONEN (IQWIG, G-BA, DIMDI)

Das IQWiG verweist auf seinen gesetzlichen Auftrag, den Nutzen von medizintechnischen Methoden, Verfahren und Leistungen zu bewerten. Die Nutzenbewertung erfolgt auf Basis der international anerkannten Standards evidenzbasierter Medizin. Dahinter steht das Verständnis, dass wenn Studien auf höchstem Evidenzgrad möglich sind und vorliegen, Studien auf niedrigerer Evidenzstufe keinen Zuwachs an Ergebnissicherheit der Nutzenbewertung geben können. Liegen keine Studien höchster Evidenz vor, kann in begründeten Fällen von dieser Regelung Abstand genommen werden.

Dem Vorwurf mangelnder Transparenz der Prüfkriterien im Kontext der Zulassung von Medizinprodukten zur Erstattung entgegnet das IQWiG mit dem Verweis auf eine ausreichende, frei zugängliche Dokumentation der Prüfkriterien im Internet. Auch verweist das DIMDI darauf, dass auch die Zulassungsinstitutionen im medialen Zeitalter mit einer Informationsüberflutung zu kämpfen haben. Dies erfordere bei der Wirksamkeits- und Nutzenbewertung von Medizinprodukten eine umfangreiche Prüfung und Selektion von Informationen im Zulassungsprozess und erhöhe die Verfahrensdauer. Auch könne die Erprobung von Medizinprodukten im Ausland nicht die automatische, ungeprüfte Zulassung in Deutschland bedeuten.

Der G-BA fordert, dass sich neue Methoden der Medizintechnik, die im Krankenhaus nach der System „Erlaubnis mit Verbotsvorbehalt" Anwendung finden und daher keinen evidenzbasierten Nutzenbeleg für den Zugang zum GKV-System erbringen müssen, sich im Interesse des Patienten dennoch einer Nutzenbewertung unterziehen sollten. Anreiz genug für eine freiwillige Öffnung gegenüber einer evidenzbasierten Nutzenbewertung im stationären Bereich sollte die Aussicht auf eine schnellere Entscheidung zur Erstattung für den ambulanten Bereich sein. Ein solches Verfahren könnte als Modellvorhaben aufgelegt werden. Eine Auswertung der Dokumentation könnte innerhalb von drei Jahren zugesichert werden. Im Anschluss daran entscheide dann der G-BA über die Anerkennung der Methode für den ambulanten *und* stationären Bereich.

Aus Sicht des IQWiG bleibt allerdings ein Dilemma nur schwer auflösbar: Auf der einen Seite stehen Akteure des Gesundheitswesens, die Hürden beim Zugang zum GKV-System wie etwa dem angeblichen Mangel an Transparenz feststellen. Anderseits sind die Prüf- und Zulassungsinstitutionen verpflichtet, eine evidenzbasierte und schadenminimierende patientenbezogene Gesundheitsversorgung in Deutschland sicherzustellen.

2.1.5 POSITIONEN DER MINISTERIEN (BMG, BMWi, BMBF)

Die am Runden Tisch Medizintechnik beteiligten Vertreter der Ministerien für Gesundheit, für Wirtschaft und Technologie sowie für Bildung und Forschung bestätigen die positive Entwicklung der Medizintechnik in Deutschland und deren Bedeutung für den Standort Deutschland. Es wird darauf verwiesen, dass bereits wirksame Programme von BMBF und BMWi zur Förderung innovativer Technologien in der Medizintechnik aufgelegt wurden.

Von Seiten des BMWi wurde allerdings kritisch angemerkt, dass die Förderung in der Regel endet, wenn ein marktfähiges Produkt entwickelt wurde. Gerade kleinere und junge Unternehmen hätten Schwierigkeiten, sich im Dickicht der Regularien zu orientieren. Unterschiedliche Bestimmungen für stationäre und ambulante Versorgung, für Investitionsgüter und Ver- oder Gebrauchsgüter, für Medizinprodukte und Arzneimittel etc. erschweren den Überblick. Auch wird das im Rahmen der Debatte über die Beschleunigung der Zulassung und Erstattung medizintechnischer Produkte erkennbare Dilemma zwischen Krankenversicherung und Krankenversorgung vom BMWi thematisiert. So bestehe die Herausforderung, jedem Patienten eine innovative, hoch wirksame medizinische Versorgung zu bieten, zugleich aber jedem Versicherten eine bezahlbare Krankenversicherung anbieten zu können.

Von Seiten des Gesundheitsministeriums werden die von acatech empfohlenen Pilotprojekte als sinnvolle Lösungsansätze erachtet. Allerdings dürfe ein Pilotprojekt nicht zum allgemeinen Standard werden, sondern dürfe nur in ausgewählten Fällen an ausgewählten Orten zum Einsatz kommen.

Die Bundesministerien begrüßen die acatech Initiative „Runder Tisch Medizintechnik". Folgerichtig griffen sie das Konzept einer Zusammenführung aller relevanten Akteure des Gesundheitswesens an einem Runden Tisch auf und etablierten die sogenannten „Werkstattgespräche" unter Federführung des BMWi. Im Rahmen dieser Gesprächsrunde, die erstmals Ende 2008 stattfand und unter Einbeziehung von acatech erfolgt, werden Innovationshürden im Zulassungs- und Erstattungsverfahren von Medizinprodukten anhand konkreter Praxisbeispiele nachvollzogen. Zugleich haben sich die „Werkstattgespräche" zum Ziel gesetzt, an dem von acatech geforderten, gemeinschaftlichen Lösungsansatz zur Beschleunigung der Zulassung und Erstattung medizintechnischer Innovationen zu arbeiten.

3 LÖSUNGSVORSCHLÄGE ZUR BESCHLEUNIGTEN ZULASSUNG UND ERSTATTUNG VON MEDIZINPRODUKTEN

Zusammenfassend lassen sich einige zentrale Diskussionspunkte des Runden Tisches Medizintechnik herausfiltern, die zu einem gemeinschaftlichen, von den beteiligten Ministerien, Kostenträgern, Prüf- und Zulassungsinstitutionen, Branchenverbänden und von der Medizintechnikindustrie getragenen Lösungsansatz beitragen können:

- Aufstellung eines *„Integrierten Fahrplans"* von der Zulassung zur Inverkehrbringung bis zur Erstattung medizintechnischer Produkte
- *Kombination von klinischer Bewertung der Sicherheit und technischen Leistungsfähigkeit* (Konformitätsbewertungsverfahren) und der *Nutzenbewertung*
- *Befristete Vergütungszusage* für Medizinprodukte mit der Auflage einer Nutzenevaluation und einer Veröffentlichung der Studienergebnisse
- Eindeutige Regulierung der Durchführung von *Pilotstudien* und *Fast-Track-Zulassungen*
  - ohne Aufhebung des Standortvorteils für Deutschland *(Erlaubnis mit Verbotsvorbehalt)* im stationären Sektor
  - ggf. unter Einbeziehung der Krankenkassen (Erhebung, Aufbereitung und Bereitstellung von Evaluierungsdaten zur Sicherheit und Wirksamkeit von Medizinprodukten durch die Krankenkassen)
- *Vorschlag zur Finanzierung* von Pilotprojekten: 1% des Gesundheitsfonds

4 FAZIT

Der Runde Tisch Medizintechnik hat verdeutlicht, wie vielfältig die Positionen der einzelnen Interessengruppen des Gesundheitswesens zum Thema Zulassung und Erstattung von Medizinprodukten sind. Auch wurde klar, dass es teilweise noch an „routinierten Pfaden" und einer adäquateren Abstimmung zwischen den Akteuren mangelt, was sich auch durch die noch relativ jungen Institutionen (G-BA, IQWiG) und die Berücksichtigung komplexer juristischer Regelwerke erklären lässt.

Die acatech Veranstaltung hat eindrucksvoll bewiesen, wie wichtig es auf dem Weg zu einem gemeinschaftlichen Lösungsansatz zur Beschleunigung der Zulassung und Erstattung medizintechnischer Produkte ist, alle nennenswerten Akteure – Ministerien, Kostenträger, Prüf- und Zulassungsinstitutionen, Branchenverbände und Medizintechnikindustrie – an einen Tisch zu bringen. Dieser erste Meilenstein wurde erreicht.

Es ist das Anliegen von acatech, einen Beitrag zur Gestaltung einer verbesserten Zusammenarbeit im Gesundheitswesen zu leisten, damit das Potenzial der Medizintechnik zum Aufbau einer optimalen Gesundheitsversorgung und international wettbewerbsfähigen Gesundheitswirtschaft noch besser erschlossen wird. Mit den Empfehlungen, dem Expertengespräch und der Plattform Runder Tisch Medizintechnik sind erste Schritte getan. Zur Erarbeitung eines gemeinschaftlichen Lösungsansatzes von Politik, Fachverbänden, Wirtschaft und Wissenschaft zur Förderung der Medizintechnik in Deutschland werden weitere Schritte folgen müssen.

In den „Werkstattgesprächen" unter Federführung des BMWi wird die von acatech angestoßene Initiative „Runder Tisch Medizintechnik" in ähnlicher Konstellation bereits weiterverfolgt. Dies ist sehr positiv zu bewerten, da die angestoßene Debatte anhand der Analyse konkreter Beispielen fortgeführt und die hier angedachten Lösungsvorschläge an Einzelfällen überprüft und konkretisiert werden müssen. Besonders hervorzuheben ist die Bereitschaft aller wichtigen Akteure des Gesundheitswesens, gemeinsam über konkrete Maßnahmen zum Abbau von Innovationshürden zu sprechen. Immerhin handelt es sich bei der Medizintechnikindustrie um eine Branche, die mehr Patente anmeldet als jede andere in Deutschland, mit einem erwirtschafteten Gesamtumsatz von 18 Mrd. Euro und einer Beschäftigtenzahl von annähernd 100.000 Menschen (Spectaris 2008).

5   LITERATUR

acatech 2007
acatech (Hrsg.): Innovationskraft der Gesundheitstechnologien. Empfehlungen zur nachhaltigen Förderung von Innovationen in der Medizintechnik, Stuttgart (acatech bezieht Position, Nr. 2), 2007.

BMBF 2008
BMBF: Identifizierung von Innovationshürden in der Medizintechnik. Studie im Auftrag des BMBF. Durchgeführt von VDI/VDE Innovation + Technik; Deutsche Gesellschaft für Biomedizinische Technik (DGBMT) im VDE; Institut Gesundheitsökonomie und Medizinmanagement (IGM) der Hochschule Neubrandenburg, Berlin, 2008.

Schmitz-Rode 2008
Schmitz-Rode, T. (Hrsg.): Hot Topics der Medizintechnik. acatech Empfehlungen in der Diskussion, Stuttgart (acatech diskutiert), 2008.

Schmitz-Rode/Winter 2009
Schmitz-Rode, T./Winter, J.: Innovationshürden beseitigen: Wie die Einführung medizintechnischer Innovationen in die Gesundheitsversorgung beschleunigt werden kann. In: Deutsche Zeitschrift für Klinische Forschung (DZKF), Nr. 1/2, S. 28-32, 2009.

Spectaris 2008
Spectaris: Die deutsche Medizintechnik-Industrie (= Jahrbuch 2008). Spectaris – Deutscher Industrieverband für optische, medizinische und mechatronische Technologien e.V., Berlin, 2008.

> AKTUELLE BMBF-STUDIE ZUR IDENTIFIZIERUNG VON INNOVATIONSHÜRDEN IN DER MEDIZINTECHNIK

THOMAS BECKS/CORD SCHLÖTELBURG/AXEL MÜHLBACHER

Die VDI/VDE-Innovation und Technik GmbH, die Deutsche Gesellschaft für Biomedizinische Technik und das IGM Institut Gesundheitsökonomie und Medizinmanagement, Hochschule Neubrandenburg haben im Auftrag des Bundesministeriums für Bildung und Forschung (BMBF) gemeinsam die „Studie zur Identifizierung von Innovationshürden in der Medizintechnik" erstellt. Die Studie wurde im Rahmen der Medica im November 2008 der Öffentlichkeit vorgestellt. Sie kann unter www.gesundheitsforschung-bmbf.de heruntergeladen werden.

Mit der Studie wird erstmals eine umfassende und systematische Analyse von Innovationshürden beim Transfer medizintechnischer Innovationen in den deutschen Markt und in die Gesundheitsversorgung vorgelegt. Die gute Nachricht: Es gibt keine gravierenden Hürden für innovative Medizintechnik in Deutschland. Das Innovationsklima wird auch im internationalen Vergleich überwiegend als zufriedenstellend bis gut beurteilt.

Gleichwohl gibt es zwei Phasen in der Entwicklung eines Medizinproduktes, die sich aus Sicht der befragten Experten als besonders schwierig oder aufwändig erweisen. Dies betrifft zum einen die klinische Forschung und Validierung einer innovativen Medizintechnologie und zum anderen die Überführung in die Kostenerstattung durch die Gesetzliche Krankenversicherung und damit in die breite Gesundheitsversorgung. Vor allem die Vertreter aus kleineren Unternehmen blicken aufgrund der steigenden Anforderungen bei der Entwicklung und Regulierung innovativer Medizintechnik mit einer gewissen Skepsis in die Zukunft. Die Studie endet mit Handlungsempfehlungen, die den Innovationsstandort Deutschland wettbewerbsfähig halten sollen.

Die medizintechnische Industrie hat sich in Deutschland dynamisch entwickelt und ist international gut positioniert. In den vergangenen zehn Jahren expandierte der Umsatz um ca. 7 % pro Jahr. Die bisherige Dynamik der deutschen Medizintechnikbranche beruht auf hoher wissenschaftlich-technischer Kompetenz und daraus resultierenden hohen Marktanteilen. Jedoch kann sich die Branche mit dem Erreichten nicht zufrieden geben. Die Konkurrenz auf dem Weltmarkt wird sowohl in technologischer als auch ökonomischer Hinsicht stetig größer. Darüber hinaus wird die Medizintechnik immer stärker durch Technologie- und Wissensintensität, Interdisziplinarität und Regulierung charakterisiert. Aktuell gewinnen deutsche Hersteller nicht in dem Maße Marktanteile im Ausland hinzu, wie dies ausländischen Anbietern auf dem deutschen Markt gelingt. Damit die deutsche Medizintechnik ihre Position im internationalen Wettbewerb mittel- bis langfristig halten bzw. ausbauen kann, ist die Fähigkeit zur kontinuierlichen technologischen Innovation von zentraler Bedeutung. Damit neue Ideen aus Wissenschaft und Forschung letztlich ihren Weg zum Markt als erfolgreiche Produkte und Dienstleitungen finden können, müssen die richtigen Rahmenbedingungen für die beteiligten Akteure der Wertschöpfungskette geschaffen und mögliche Innovationshemmnisse minimiert werden. Dies sind somit wichtige Ansatzpunkte für staatliches Handeln.

Vor diesem Hintergrund hat die hier vorgelegte Studie das Ziel verfolgt, eine systematische Analyse möglicherweise bestehender Hürden beim Transfer innovativer Forschungsergebnisse der Medizintechnik in den Markt bzw. in die klinische Versorgung durchzuführen. Das Studienkonzept umfasst die Untersuchung möglicher Innovationshürden an allen Stufen der Wertschöpfungskette anhand fünf wesentlicher medizintechnischer Innovationsfelder:

- Bildgebende Verfahren,
- Prothesen und Implantate,
- Telemedizin und modellbasierte Therapie,
- Operative sowie interventionelle Systeme und Geräte sowie
- In-Vitro-Diagnostik.

Der Bereich Zell- und Gewebetechnik wurde ausgeschlossen, da zu diesem Gebiet bereits eine aktuelle, im Auftrag des BMBF erstellte Studie zur Situation der Gewebe- und Regenerationstechnologie in Deutschland vorliegt (Regenerationstechnologien für Medizin und Biologie, Capgemini, 2007).

Die Studie sollte einen möglichst breiten Bereich unterschiedlichster potenzieller Innovationshemmnisse entlang der gesamten medizintechnischen Wertschöpfungskette berücksichtigen, d. h. von der Idee bis zur Vermarktung des jeweiligen Produkts. Zentrales Element der Studie war die Befragung von insgesamt 45 Experten aus Wirtschaft und Wissenschaft in den oben genannten Innovationsfeldern.

1 ERGEBNISSE

Die Gesamtanalyse besagt, dass keine gravierenden Hürden für innovative Medizintechnik in Deutschland feststellbar sind, die nicht im bestehenden System überwunden werden könnten. Das Innovationsklima in der Medizintechnik in Deutschland wird von den befragten Experten – insbesondere im Vergleich zu anderen internationalen Innovationsstandorten – überwiegend als zufriedenstellend bis gut beurteilt. In Deutschland existieren demnach Rahmenbedingungen, die Innovationen in der Medizintechnik ermöglichen und unterstützen. Dieses Ergebnis korreliert mit den positiven wirtschaftlichen Rahmendaten der Medizintechnikbranche in Deutschland. Allerdings werden das Innovationsklima bzw. die Bedeutung von Innovationshürden vor allem mit Blick auf die zukünftige Entwicklung der Medizintechnik differenziert beurteilt. Es zeigt sich, dass Unternehmen die Situation insgesamt ungünstiger einschätzen als Forschungseinrichtungen und Kliniken.

Der Gesamtprozess von der Idee bis zur Refinanzierung eines Medizinprodukts im deutschen Markt wird nach Auffassung der Unternehmensvertreter immer länger, komplexer und kostenintensiver. Da insbesondere kleinere Unternehmen dafür nur über begrenzte finanzielle Möglichkeiten verfügen, nehmen sie diese Hemmnisse im medizintechnischen Innovationsprozess in stärkerem Maße wahr. So können sich Prozesse zum Schutz geistigen Eigentums und der Marktzulassung aufgrund ihres bisweilen hohen Aufwandes bei kleineren Unternehmen innovationshemmend auswirken. Darüber hinaus werden für die Nutzenbewertung eines Medizinprodukts, die immer wichtiger für eine spätere Refinanzierung im geregelten Markt des Gesundheitssystems wird, zunehmend klinische Studien verlangt. Dies führt für Unternehmen teilweise zu einem höheren Entwicklungsaufwand und zu einer größeren Planungsunsicherheit der späteren Refinanzierung der Investitionen. Tendenziell werden innovative medizintechnische Entwicklungen dadurch teurer. Es besteht die Gefahr, dass kleinere Unternehmen zukünftig immer weniger in der Lage sein werden, den gesamten Prozess von der Idee bis zum vermarkteten Produkt erfolgreich zu bewältigen. Auf der anderen Seite profitieren vor allem die Forschungseinrichtungen von einem derzeit umfangreichen Angebot öffentlicher Fördermittel für innovative Medizintechnik; sie beurteilen daher das Innovationsklima erkennbar positiver.

2 ZWEI ENGPÄSSE ... UND EIN INFORMATIONSDEFIZIT

Die Expertenbefragung ergab, dass sich insbesondere zwei Phasen im medizintechnischen Innovationsprozess als „Engpässe" erweisen können. Dies ist erstens die Phase der klinischen Forschung und Validierung einer innovativen Medizintechnologie, die mit hohen Kosten einhergehen kann und – vor dem Hintergrund eines erheblichen Erfolgsrisikos – refinanziert werden muss. Erschwerend kommt hier dazu, dass einschlägige Expertise in der medizintechnisch-klinischen Forschung in Deutschland offenbar nur eingeschränkt verfügbar ist. Aus Sicht der Unternehmen und Forschungseinrichtungen ist die Identifizierung und Kooperation mit einem geeigneten klinischen Partner, der über das jeweilige spezifische Kompetenzprofil für eine bestimmte medizinische Fragestellung verfügt, eine wesentliche Herausforderung.

Zweitens wird ein Engpass in der Phase der Überführung einer innovativen Technologie in die Kostenerstattung der Gesetzlichen Krankenversicherung (GKV) gesehen. Die überwiegende Zahl der befragten Experten beurteilt diesen Prozess aufgrund einer zunehmenden Regulierung als vergleichsweise lang, mit hohem Aufwand verbunden und nicht nutzerfreundlich bzw. nicht ausreichend transparent. Diese Kritik gilt sowohl dem ambulanten als auch dem stationären Versorgungssektor. Es wird zudem bemängelt, dass die für den Nachweis des medizinischen Nutzens geforderten Kriterien nicht ohne weiteres auch auf Studien mit Medizinprodukten anwendbar seien. Zudem sind für die zukünftig mögliche, weitergehende Kosten-/Nutzenbewertung eines Medizinprodukts derzeit noch keine eindeutigen Vorgaben oder Kriterien vorhanden. Für Anbieter von Medizinprodukten resultieren daraus Planungsunsicherheiten und womöglich höhere Kosten, die den Zugang von medizintechnischen Innovationen zum geregelten Markt erschweren.

Die Experteninterviews haben auch deutlich gemacht, dass vielfach ein erhebliches Informationsdefizit im Hinblick auf den Gesamtprozess der Erstattung durch die GKV besteht. Angesichts der ausgesprochen komplexen und sich in relativ kurzen Zeiträumen ändernden Rahmenbedingungen der GKV-Erstattung ist dieses Ergebnis verständlich. Das Informationsdefizit kann sich negativ auf den medizintechnischen Innovationsprozess auswirken: Wird eine innovative Medizintechnologie möglicherweise nicht in den geregelten Markt überführt, weil aus Sicht des Medizinprodukt-Anbieters das Prozessrisiko zu hoch erscheint, muss von einer Innovationshürde ausgegangen werden. Dabei spielt es letztlich keine Rolle, ob die Entscheidung auf objektiv bestehenden oder subjektiv wahrgenommenen Sachverhalten beruht. In beiden Fällen würde die innovative Technologie nicht den geregelten Markt und damit auch nicht die überwiegende Zahl der Patientinnen und Patienten in Deutschland erreichen.

Neben den oben genannten beiden „Engpässen" kann der medizintechnische Innovationsprozess durch weitere Faktoren erschwert werden. In fast allen Phasen dieses Prozesses fehlt hoch- und vor allem auch interdisziplinär qualifiziertes Personal. Wie kaum ein anderes Technologiefeld ist die Medizintechnik dadurch gekennzeichnet, dass Innovationen immer mehr das interdisziplinär erarbeitete Ergebnis mehrerer Technologien und Wissenschaften sind. Die befragten Medizintechnik-Akteure (Unternehmen, Forschungseinrichtungen und Kliniken) erkennen in der wachsenden Kooperationsnotwendigkeit und den damit verbundenen steigenden Anforderungen an Management und Wissenstransfer eine potenzielle Innovationshürde. Daher gilt es, verstärkt interdisziplinäre Kompetenz durch qualifiziertes Personal zu entwickeln und Wissenstransfer zwischen allen an der Wertschöpfungskette beteiligten Akteuren zu organisieren.

3   HANDLUNGSOPTIONEN

Trotz der oben dargestellten Innovationshemmnisse bestehen keine gravierenden Hürden, welche die Entwicklung innovativer Medizintechnik erheblich behindern würden. Gleichwohl sollten die Rahmenbedingungen am Innovationsstandort Deutschland für die Entwicklung und Vermarktung moderner Medizintechnik angesichts des sich verschärfenden Wettbewerbs in einer globalisierten Welt kontinuierlich analysiert und –

wenn erforderlich – weiter angepasst werden. Deshalb enthält die Studie Handlungsoptionen, die als Ausgangspunkt für diesen Prozess dienen können. Basierend auf den Ergebnissen der Analyse betreffen die Handlungsoptionen überwiegend die klinische Forschung zu innovativer Medizintechnik und die GKV-Erstattung. Darüber hinaus wurden Handlungsoptionen abgeleitet, welche die unmittelbar miteinander verknüpften Aspekte Interdisziplinarität, Wissenstransfer und Verfügbarkeit von Kompetenzen aufgreifen. Als wesentliche „Schaltstellen" zur weiteren Verbesserung der Rahmenbedingungen des medizintechnischen Innovationsprozesses in Deutschland wurden dabei die folgenden Aspekte identifiziert:

- Steigerung der Qualität in der medizintechnisch-klinischen Forschung
- Erhöhung der Reputation medizintechnischer Forschung in den Kliniken
- neue Ansätze zur Finanzierung/Förderung klinischer Studien
- stärkere Kooperation zwischen den für Medizintechnik relevanten Fachdisziplinen (Technik-, Ingenieurwissenschaften und Medizin)
- stärkere interdisziplinäre Ausbildung in vorhandenen (Medizintechnik-) Studiengängen
- mehr nutzerfreundliche Information und Beratungsangebote zum Prozess der Erstattung innovativer Medizintechnik durch die GKV, z. B. in Form einer nachvollziehbaren und leicht zugänglichen Gesamtdarstellung und praxisorientierter Beratungsstellen
- eindeutige und längerfristig gültige Kriterien für die Kosten-/Nutzenbewertung innovativer Medizinprodukte
- stärkere Einbeziehung der Medizinproduktanbieter in den Prozess der Aufnahme eines innovativen Medizinprodukts in die GKV-Erstattung
- Einführung von Prozessfristen für bestimmte Schritte im Bewertungsverfahren zur Aufnahme eines Medizinprodukts in die GKV-Erstattung

Diese Handlungsoptionen können als Ansatzpunkte für die Weiterentwicklung der Rahmenbedingungen für medizintechnische Innovationen in Deutschland dienen und müssen in weiterführenden Diskussionen mit allen wichtigen Akteuren weiter konkretisiert werden.

DIE POSITIONEN DER MINISTERIEN

> MEDIZINTECHNIK ALS INNOVATIONSPOLITISCHE HERAUSFORDERUNG

CLAUDIA HEROK

Mit der „Hightech-Strategie für Deutschland" hat die Bundesregierung ihre Innovationspolitik auf eine neue Grundlage gestellt. Ideen sollen schneller verwirklicht und wissenschaftliche Forschungsergebnisse häufiger in neue Produkte, Verfahren und Dienstleistungen umgesetzt werden. Gesundheitsforschung und Medizintechnik bilden dabei eines der zentralen Innovationsfelder. Medizintechnische Forschung und Entwicklung wird am anwendungs- und patientenorientierten Bedarf ausgerichtet und gefördert. Erklärtes Ziel ist es, neue Ideen und Verfahren nicht nur in Deutschland zu erfinden, sondern hier auch umzusetzen und marktfähig zu machen.

Zentrales Element zukunftsorientierter Medizintechnikförderung ist eine wirksame Vernetzung medizinischer und technischer Disziplinen sowie die enge Kooperation zwischen Wissenschaft und Wirtschaft. Gerade auch in Zeiten der Finanzknappheit gilt es riskanten und innovativen Forschungsansätzen nach wie vor Chancen zur Verwirklichung zu eröffnen. Dazu wird das BMBF die Förderung der Medizintechnik weiter vorantreiben.

Damit neue wissenschaftliche Ideen zu einer höheren Lebensqualität der Menschen führen können, müssen vielfältige Aspekte adressiert werden. Eine umfassende Innovationspolitik muss folglich den „Blick für das Ganze" besitzen: Von der anfänglichen Idee über die Grundlagenforschung sowie die angewandte Forschung bis hin zur Produktentwicklung, Zulassung und letztlich Markteinführung. Der Markt für Medizinprodukte ist dabei im Wesentlichen durch das Gesundheitssystem mit seinen komplexen Rahmenbedingungen bei Zulassung und Vergütung geprägt. Eine wirksame Innovationspolitik muss dies berücksichtigen und die Rahmenbedingungen so gestalten, dass medizintechnische Innovationen den betroffenen Menschen sicher und zügig zu Gute kommen können.

Das Bundesministerium für Bildung und Forschung (BMBF) hat mit der Initiierung einer Studie zur Identifizierung von Innovationshürden in der Medizintechnik hierzu eine wesentliche Grundlage gelegt. Mit dieser Studie wird eine belastbare und fundierte Basis zur Konkretisierung der vor allem von Seiten der Unternehmen vielfach beklagten Innovationshürden geschaffen und Ansatzpunkte für Maßnahmen zur gezielten Verbesserung des Innovationsklimas eruiert. Die anlässlich der MEDICA im November 2008 veröffentlichte Studie legt somit eine aktuelle und systematische Analyse der in

Deutschland bestehenden Hürden beim Transfer innovativer Forschungsergebnisse der Medizintechnik in den Markt bzw. in die klinische Versorgung vor. Die Studienergebnisse werden ausführlich in dem Beitrag von Becks et al. dargestellt.

An dieser Stelle werden nur einige wenige, aus Sicht des BMBF besonders wichtige Ergebnisse herausgehoben. Zu allererst haben die Expertenbefragungen ergeben, dass das Innovationsklima in Deutschland auch im internationalen Vergleich gegenwärtig positiv gesehen wird. Die Zukunftsaussichten werden allerdings primär von den Unternehmen und hier vor allem von den KMU etwas pessimistischer beurteilt. Engpässe in der Innovationskette fokussieren sich gegenwärtig offenbar auf zwei wichtige Schritte im medizintechnischen Innovationsprozess: erstens die Phase der klinischen Forschung und Prüfung einer innovativen Medizintechnologie hinsichtlich Wirksamkeit und medizinischem Nutzen, zweitens die Phase der Überführung einer innovativen Technologie in die Kostenerstattung der Gesetzlichen Krankenversicherung. Die von der Studie benannten Handlungsoptionen zur Verbesserung der Situation in diesen Bereichen müssen nun in weiterführenden Diskussionen mit allen wichtigen Akteuren weiter konkretisiert werden.

Es ist daher ausgesprochen erfreulich, dass die im Rahmen der BMBF-Studie erarbeiteten Ergebnisse zeitnah vom Themennetzwerk Gesundheitstechnologie der acatech im Rahmen des „Runden Tisches Medizintechnik" aufgegriffen wurden.

Im weiteren hat auch das Bundeswirtschaftsministerium die Studienergebnisse zum Anlass genommen, ressortübergreifende „Werkstattgespräche Medizintechnik" ins Leben zu rufen, um die Probleme bei der Einführung innovativer Medizintechnologie unter Beteiligung der Unternehmensverbände zielorientiert weiter zu verfolgen.

Das BMBF hat inzwischen vielfache Konsequenzen aus den Studienergebnissen gezogen:

Angesichts der wachsenden Anforderungen, die die klinische Forschung bei innovativen medizintechnischen Produkten zu bewältigen hat, ist auch auf Empfehlung des Gesundheitsforschungsrates des BMBF eine Arbeitsgruppe zum Thema „Klinische Studien mit Medizinprodukten" eingerichtet worden. Diese Arbeitsgruppe, in der Experten aus Wirtschaft, Wissenschaft und der Selbstverwaltung vertreten sein werden, wird konkret analysieren, wie deutsche, medizintechnische Forschungseinrichtungen und Unternehmen für die Durchführung klinischer Studien mit Medizinprodukten aufgestellt sind und zukünftige Handlungsempfehlungen erarbeiten. Dabei werden sowohl klinische Prüfungen als Teil des Konformitätsbewertungsverfahrens wie auch klinischen Studien zur Erlangung der Erstattungsfähigkeit durch die gesetzlichen Krankenkassen betrachtet werden. Ferner sollen bereits laufende Aktivitäten zu diesem Problemfeld einbezogen werden. So beschäftigt sich die kürzlich gegründete Arbeitsgruppe Medizintechnik der Telematikplattform für medizinische Forschungsnetze (TMF) e.V. mit klinischen Studien mit Medizinprodukten. In einem Projekt im Rahmen der TMF werden aktuell u. a. Checklisten für die Durchführung von klinischen Studien nach dem Medizin-produktegesetz und für ein entwicklungsbegleitendes Health-Technology-Assessment mit Hauptausrichtung auf den klinisch-universitären Anwendungsbereich erarbeitet. Es wird zu prüfen sein, welcher Bedarf mit diesen Materialien, die öffentlich zugänglich sein werden, bereits gedeckt werden kann und in welchen Gebieten zusätzlicher Handlungs-bedarf besteht. In ähnlicher Weise werden auch die Vorschläge der acatech für eine verbesserte und schnellere Bewertung von innovativen Medizinprodukten im Rahmen von „Pilotprojekten" an bestimmten Zentren mit hoher Kompetenz und hohen Patien-tenzahlen in die Diskussion einfließen.

Auch beim jährlich stattfindenden Innovationswettbewerb Medizintechnik des BMBF, mit dem ungewöhnliche und innovative Ideen für medizintechnische Produkte unterstützt werden, wurden Neuerungen vorgenommen. In der 2009 anlaufenden Wett-bewerbsrunde wurde der Förderrahmen für Projekte zur Durchführung eines Schlüssel-experiments (Modul BASIS) auf 400.000 € erhöht und zusätzlich Elemente der Vor-gründungsförderung in den Wettbewerb integriert. Maximal 50.000 € können nun für Fortbildungen und die Vorbereitung einer Unternehmensausgründung beantragt wer-den. Damit soll die Umsetzung der Forschungsergebnisse in Produkte und Verfahren gezielter unterstützt werden.

Die Zusammenarbeit zwischen Wirtschaft und Wissenschaft wird aber nicht nur projektbezogen verbessert, mindestens genau so wichtig ist die Intensivierung des Dialogs auf breiter Basis. Dazu hat BMBF in Zusammenarbeit mit den Unternehmens-verbänden SPECTARIS, ZVEI und BVMed als neue Plattform das „Innovationsforum Medizintechnik" auf den Weg gebracht. Neben der ressortübergreifenden Diskussion aktueller Themen ist das „Matchmaking" zwischen Wissenschaftlern und Unterneh-mensvertretern fester Bestandteil der Veranstaltung. Unter dem Motto „Forschung trifft Industrie" können konkrete Kooperationen auf den Weg gebracht werden.

Naturgemäß kann das BMBF den Wachstumsmotor Medizintechnik vor allem mit seiner „Kernkompetenz", der Förderung von Forschung und Entwicklung auf Touren halten und noch leistungsfähiger machen. Daneben wird es sich aber auch weiterhin konstruktiv in die Diskussion über den Erhalt und die Förderung der Wettbewerbsfähig-keit der Medizintechnik in Deutschland einbringen und dabei für forschungsfreundliche Rahmenbedingungen einsetzen.

> OPTIMIERUNG DES ZULASSUNGS- UND ERSTATTUNGS-VERFAHRENS FÜR MEDIZINTECHNISCHE PRODUKTE

HARALD KUHNE

Die Medizintechnikindustrie in Deutschland hat in den letzten Jahren eine erfreuliche Entwicklung genommen. Mit einem Gesamtumsatz von mehr als 18 Milliarden Euro und fast 100.000 Mitarbeitern ist die deutsche Medizintechnik-Industrie nahezu ein Musterkind deutscher Wirtschaft: Deutsche Ingenieurskunst entwickelt innovative Hightechprodukte, die weltweit nachgefragt werden.

Die Bedeutung und Entwicklungsmöglichkeiten der deutschen Medizintechnik-Industrie wurde schon in den Gutachten des Bundesministeriums für Wirtschaft und Technologie (BMWi) [DIW Berlin 2005, Gutachten im Auftrag des BMWA] und des Bundesministeriums für Bildung und Forschung (BMBF) aus dem Jahre 2005 deutlich. Diese Untersuchungen zeichneten ein klares Bild der Zukunftsträchtigkeit dieses Industriezweiges. Sie wiesen auch auf die Hindernisse hin, die die Einführung neuer Medizintechnikprodukte hemmen.

Dieses Thema hat das BMBF in seiner Studie „Identifizierung von Innovationshürden in der Medizintechnik" (BMBF 2008) aufgegriffen und vertieft. Die Autoren machen darin deutlich, dass für die Einführung innovativer Produkte in den Gesundheitsmarkt eine große Hürde weiterhin die Anerkennung zur Erstattung durch die gesetzliche Krankenversicherung darstellt. Dies überrascht nicht, da es das bekannte Dilemma zwischen Krankenversicherung und Krankenversorgung widerspiegelt. Auf der einen Seite eine möglichst hoch wirksame innovative medizinische Versorgung für jeden Patienten, auf der anderen Seite ein bezahlbarer Krankenversicherungsbeitrag für jeden Versicherten.

Beide Positionen sind nicht unvereinbar. Dies zeigen eindrucksvoll die „Einsparpotenziale innovativer Medizintechnik im Gesundheitswesen". Diese mittlerweile im dritten Jahr erscheinende Gemeinschaftsstudie von Spectaris, ZVEI, MedTech und Droege & Company (2006, 2007, 2008) gibt zahlreiche Beispiele innovativer Produkte, deren Einsatz nicht nur die Versorgungsqualität erhöhen, sondern auch dem Gesundheitswesen Geld sparen. Es ist daher im Interesse aller, dass solche Produkte oder Verfahren unverzüglich in der allgemeinen medizinischen Versorgung angewandt werden.

Die BMBF-Studie über die Innovationshürden beschreibt nachhaltig den komplexen Prozess von Forschung über Produktentwicklung, Marktzulassung bis zur Erstattungsfähigkeit und Markteinführung (BMBF 2008). Ziel muss es sein, diesen Prozess zu beschleunigen. Sowohl das BMBF als auch das BMWi bieten zahlreiche Programme zur Förderung innovativer Technologien an. Freilich endet die Förderung in der Regel, sobald ein marktfähiges Produkt entwickelt ist. Nun beginnen aber gerade für kleinere und junge Unternehmen neue Schwierigkeiten. Sie sehen sich in einem Dickicht von Regeln, Regularien, Institutionen und Behörden gegenüber. Unterschiedliche Bestimmungen für stationäre oder die ambulante Versorgung, für Investitionsgüter oder Ver- oder Gebrauchsgüter, für Medizinprodukte oder Arzneimittel usf. erschweren den Überblick. Dies bestätigte sich in der Diskussionsrunde des „Runden Tisches Medizintechnik" von acatech am 20. November 2008. Dabei wurde auch offenbar, dass jenseits der rechtlichen Regeln, die Abläufe innerhalb der Institutionen und das Zusammenspiel zwischen den Einrichtungen eine große Rolle spielt. Teilweise fehlen routinisierte Pfade und Ablaufraster. Das liegt auch daran, dass sowohl die beauftragten Institutionen als auch das juristische Regelwerk noch relativ jung sind.

Das Bundesministerium für Wirtschaft und Technologie sieht dies, wie auch das Bundesministerium für Forschung und das Bundesministerium für Gesundheit als Herausforderung und führt dazu „Werkstattgespräche Medizintechnik" durch. Unter Beteiligung der Wirtschaft, vertreten durch die drei Verbände (BVMed, Spectaris, ZVEI), werden anhand konkreter Beispiele aus der Praxis die erlebten Schwierigkeiten, Lücken oder Hindernisse bis zur Einführung eines Medizinproduktes in den Markt identifiziert. Unter Berücksichtigung der aufgezeigten Strukturen sollen Lösungsvorschläge entwickelt werden. Diese können von der Infobroschüre bis zur Gesetzesänderung reichen. Wesentlich für das Gelingen ist ein fairer Dialog, der die berechtigten Interessen der vertretenen Institutionen wahrt. Das erste Gespräch am 10. Dezember 2008 machte Mut; zeigte es doch ein bemerkenswertes Maß an Offenheit und Tatkraft der Beteiligten. Es ist zu hoffen, dass dieser Dialog nicht nur die Transparenz erhöht und das Vertrauen stärkt, sondern insbesondere umsetzbare Lösungen und Alternativen zur Stärkung des Innovationsstandortes Deutschland entwickelt.

LITERATUR

BMBF 2008

BMBF: Identifizierung von Innovationshürden in der Medizintechnik. Studie im Auftrag des BMBF. Durchgeführt von VDI/VDE Innovation + Technik; Deutsche Gesellschaft für Biomedizinische Technik (DGBMT) im VDE; Institut Gesundheitsökonomie und Medizinmanagement (IGM) der Hochschule Neubrandenburg, Berlin, 2008.

> GEGENWÄRTIGES EUROPÄISCHES MARKTZUGANGS-SYSTEM FÜR MEDIZINPRODUKTE IST KEINE INNOVA-TIONSBREMSE

MATTHIAS NEUMANN

Anfang der 1990er Jahre wurde für den Europäischen Binnenmarkt ein Marktzugangssystem für Medizinprodukte entwickelt. Man begann mit einer Richtlinie über aktive implantierbare Medizinprodukte (RL 90/385/EWG). Es folgte eine Richtlinie über allgemeine Medizinprodukte (RL 93/42/EWG), an die sich die Erarbeitung einer Richtlinie über In-vitro-Diagnostika (RL 98/79/EG) anschloss.

Ziele dieser Richtlinien war die freie Verkehrsfähigkeit der Medizinprodukte durch die Schaffung eines einheitlichen Binnenmarktes, die Gewährleistung der Patientensicherheit sowie eine schnelle Verfügbarkeit von innovativen medizinischen Technologien auf dem Europäischen Markt.

Als Regelungsrahmen wurden Richtlinien nach der „Neuen Konzeption" (New Approach) gewählt. Die Neue Konzeption sieht im Gegensatz zu anderen bekannten Marktzugangs- bzw. Marktzulassungssystemen von Produkten keine direkte staatliche Zulassung der Produkte vor. Die Behörden der Mitgliedstaaten haben nur einen sehr geringen Einfluss auf den „Zulassungsprozess". Der Hauptakteur in diesem Gebilde ist der Hersteller, der gegenüber anderen Marktzulassungssystemen ein großes Maß an Freiheit, aber auch ein sehr hohes Maß an Verantwortung übertragen bekommt. Bei risikoarmen Produkten hat der Hersteller die Aufgabe, für seine Produkte die Einhaltung der in den Richtlinien grundsätzlich beschriebenen und in harmonisierten Normen spezifizierten grundlegenden Anforderungen sicherzustellen und nachzuweisen. Gelingt es ihm, darf er die Verkehrsfähigkeit seiner Produkte selbst erklären (Konformitätserklärung), die Produkte mit einer CE-Kennzeichnung versehen und auf dem Europäischen Markt verkaufen. Bei risikoreicheren Produkten muss eine von den Mitgliedsstaaten benannte, unabhängige dritte Stelle (Benannte Stelle) in die Konformitätsbewertungsverfahren einbezogen werden. Bei Produkten mit mittlerem Risiko haben die Benannten Stellen hauptsächlich die Aufgabe, die Fähigkeiten des Herstellers hinsichtlich der Erreichung einer einheitlichen Qualität, der Beherrschung und Kontrolle von Prozessen der Herstellung, des Designs, des Vertriebs etc. zu bewerten. Bei risikoreichen Produkten (sogenannte Klasse III – Produkte, z. B. viele Implantate) haben die Benannten Stellen die Aufgabe, die Konformität der einzelnen Produkte zu bewerten und entsprechende Konformitätserklärungen auszustellen.

Die staatlichen Behörden haben in diesem System hauptsächlich die Aufgabe, die Arbeit und Kompetenz der Benannten Stellen zu gewährleisten und zu kontrollieren. Zudem sollen sie im Rahmen der Überwachung des Marktes sicherstellen, dass Produkte, von denen trotz der erfolgreich durchgeführten Konformitätsbewertungsverfahren unakzeptable Risiken ausgehen, rechtzeitig identifiziert werden und geeignete korrektive Maßnahmen (bis hin zum Rückruf) zum Schutz der Patienten, Anwender oder Dritter getroffen werden.

Die Medizinprodukterichtlinien sind in den EU-Mitgliedsstaaten Mitte/Ende der 90 Jahre in nationales Recht umgesetzt worden.

Im Jahr 2003 überreichte die Europäische Kommission dem Europäischen Parlament und dem Europäischen Rat einen Erfahrungsbericht über die Medizinprodukterichtlinien. Zusammenfassend kam die Kommission damals zu der Auffassung, dass der gewählte Rechtsrahmen angemessen ist und sich bewährt hat. Es hatte sich deutlich gezeigt, dass in Europa innovative medizinische Technologien am schnellsten zugelassen werden können. Insbesondere für die kleinen und mittleren Medizinprodukteunternehmen stellte das bisherige Europäische Marktzugangssystem einen Wettbewerbsvorteil dar, der andere in der EU gegenüber z. B. den USA bestehende Wettbewerbsnachteile (etwa der Zugang zu Wagniskapital) zumindest reduzierte. Das von den Mitgliedsstaaten aufgebaute Vigilanzsystem (Erfassung von Vorkommnissen mit Medizinprodukten und Ergreifung entsprechender korrektiver Maßnahmen) funktionierte.

In diesem Bericht wurde aber auch festgestellt, dass in einigen Bereichen die europäische Gesetzgebung nachgebessert werden muss.

Insbesondere im Bereich der klinischen Bewertung bzw. klinischen Prüfung von Medizinprodukten wurde ein Handlungsbedarf gesehen. Hintergrund war, dass sich viele Behörden der Mitgliedsstaaten darüber beklagten, dass der bisherige Wortlaut der Richtlinien eine eigenwillige juristische Auslegung ermögliche, die dazu führte, dass viele Hersteller klinische Bewertungen nicht vornahmen oder dass notwendige klinische Prüfungen vor dem Inverkehrbringen unterblieben. Wenn klinische Bewertungen durchgeführt wurden, mussten die Behörden vielfach feststellen, dass die Qualität nicht den Erwartungen und Erfordernissen entsprach. Häufig wurden klinisch unzureichend geprüfte Medizinprodukte mit dem CE-Zeichen gekennzeichnet und auf den Markt gebracht, um dann dort in klinischen Studien die Daten zu generieren, die für die Marktzulassung in anderen Regionen (z. B. in den USA) erforderlich waren. Anekdotenhaft wurde über öffentliche Statements auch von deutschen Herstellern berichtet, die sich damit brüsteten, dass sie (teilweise sogar bei implantierbaren Produkten der Klasse IIb) im Vorfeld der Vermarktung ihrer Produkte noch nie eine klinische Prüfung gemäß Anhang X der Richtlinie 93/42/EWG durchgeführt hätten.

Im Jahr 2004 begann die Europäische Kommission mit der Revision der Medizinprodukterichtlinien. Im Dezember 2007 wurde die Änderungsrichtlinie 2007/47/EG im Amtsblatt der Europäischen Kommission veröffentlicht.

Neben der jetzt auch für Hersteller von Produkten mit mittlerem Risiko eingeführten Prüfung repräsentativer Produkte (repräsentative Auslegungsprüfung) durch eine Benannte Stelle sind insbesondere die Präzisierungen und Neuregelungen zum Komplex klinische Bewertung und klinische Prüfung hervorzuheben.

Nun ist eindeutig klargestellt, dass für jedes Produkt eine klinische Bewertung erfolgen muss und dass insbesondere für Hochrisikoprodukte und implantierbare Produkte grundsätzlich immer eine klinische Prüfung vorgenommen werden muss. Hersteller und Benannte Stellen sind eindeutig in der Pflicht, die klinischen Bewertungen als Bestandteil der Technischen Dokumentation im Rahmen der Konformitätsbewertungsverfahren zu prüfen.

Die neue Forderung, dass Hersteller grundsätzlich verpflichtet sind, im Rahmen von Post Market Clinical Follow-up (PMCF) Studien weiterhin die klinische „Langzeit"-Leistungsfähigkeit zu untersuchen, bietet die Chance, dass über diesen Weg (der in vielen Fällen eine Fortführung oder Erweiterung der klinischen „Zulassungsprüfung" sein wird), auch die sozioökonomischen Daten systematisch erhoben werden können, die für die Bewertung des medizinischen und ökonomischen Nutzen z. B. im Rahmen der HTA-Bewertung (Health Technology Assessment) erforderlich sind. Diese Daten könnten dann für die Bewertung innovativer medizinischer Technologien zur Aufnahme in den Leistungskatalog der gesetzlichen Krankenversicherungen herangezogen werden.

Insgesamt stellen diese Regelungen insbesondere für Hersteller, die in der Vergangenheit in diesem Bereich nicht vorbildlich gearbeitet haben, große Herausforderungen dar. Bis zum 21.03.2010 müssen alle Hersteller dafür Sorge tragen, dass ihre Produkte den neuen Anforderungen genügen.

Obwohl die Mehrzahl der Mitgliedstaaten derzeit noch an der nationalen Umsetzung der geänderten Richtlinien arbeiten, hat die Europäische Kommission im Mai 2008 ein öffentliches Konsultationsverfahren begonnen, mit der Absicht, die Medizinprodukteregulation grundsätzlich neu zu regeln (Recast). Aus dem Konsultationspapier ist erkennbar, dass die Europäische Kommission mit dem Gedanken spielt, in vielen Bereichen von dem „Neuen Konzept" abzurücken und Regelungen einzuführen, die bisher im Bereich der Arzneimittelzulassung angewendet werden. So wird z. B. eine zentrale Zulassung von Hoch-Risiko-Produkten durch die Europäische Arzneimittel Agentur (EMEA) angestrebt. Ebenso soll die EMEA bzw. ein in der EMEA angesiedelter Medizinprodukteausschuss die Benannten Stellen kontrollieren, im Vigilanzsystem eine zentrale Rolle übernehmen und die Marktüberwachung der Mitgliedsstaaten koordinieren.

Diese Vorschläge wurden von der großen Mehrzahl der an der Konsultation beteiligten Institutionen, Verbände, Organisationen und Behörden abgelehnt. Insbesondere der von der Kommission scheinbar angestrebte Wechsel zu einem staatlichen Zulassungssystem wurde in Hinblick auf die ökonomischen Konsequenzen und die fehlende Notwendigkeit kritisiert. So könnte nach Angaben der Industrie ein Wechsel zu einem

System, wie es in den USA derzeit praktiziert wird, zu einer etwa Verzehnfachung der Zulassungskosten führen. Die Zulassungszeiten würden sich etwa verdreifachen. Vielen kleinen innovativen Unternehmen würden erhebliche Hürden in den „Zulassungsweg" gelegt, ohne dass es einen messbaren zusätzlichen Sicherheitsgewinn für die Patienten geben würde. Aufgrund dieser kritischen Stellungnahmen hat die EU-Kommission derzeit entschieden, den Recast nicht, wie ursprünglich geplant, schon im Jahr 2009 zu starten, sondern auf das Jahr 2010 zu verschieben. Die letzten öffentlichen Stellungnahmen der in der EU-Kommission für Medizinprodukte Verantwortlichen lassen allerdings erkennen, dass weiterhin angestrebt wird, der EMEA eine herausragende Bedeutung in der Medizinproduktegesetzgebung einzuräumen.

DIE POSITIONEN DER PRÜF- UND ZULASSUNGSINSTITUTIONEN

> VERFAHREN DES G-BA ZUR AUFKLÄRUNG VON ZWEIFELN AM THERAPEUTISCHEN NUTZEN EINER MEDIZINISCHEN METHODE

RAINER HESS/KAI FORTELKA

Der Gemeinsame Bundesausschuss (G-BA) ist das oberste Beschlussgremium der gemeinsamen Selbstverwaltung von Ärzten, Zahnärzten, Psychotherapeuten, Krankenhäusern und Krankenkassen in Deutschland. Er bestimmt in Form von Richtlinien den Leistungskatalog der Gesetzlichen Krankenversicherung (GKV) für etwa 70 Millionen Versicherte. Der G-BA legt fest, welche Leistungen der medizinischen Versorgung von der GKV erstattet werden.

Der G-BA wurde am 1. Januar 2004 durch das Gesetz zur Modernisierung der Gesetzlichen Krankenversicherung (GMG) errichtet. Er übernimmt und vereinheitlicht die Aufgaben der bis dahin tätigen unterschiedlichen Ausschüsse der gemeinsamen Selbstverwaltung. Der G-BA steht unter der Rechtsaufsicht des Bundesministeriums für Gesundheit (BMG), ist aber keine nachgeordnete Behörde. Rechtsgrundlage für die Arbeit des G-BA ist das fünfte Buch des Sozialgesetzbuches (SGB V).

Den gesundheitspolitischen Rahmen der medizinischen Versorgung in Deutschland gibt das Parlament durch Gesetzte vor. Aufgabe des G-BA ist es, innerhalb dieses Rahmens einheitliche Vorgaben für die konkrete Umsetzung in der Praxis zu beschließen. In dieser Funktion wird der G-BA daher mitunter auch „kleiner Gesetzgeber" genannt. Die von ihm beschlossenen Richtlinien haben den Charakter untergesetzlicher Normen und sind für alle Akteure der GKV bindend.

Die Richtlinien gelten für die ambulante Behandlung beim niedergelassenen Arzt, Zahnarzt und Psychotherapeuten sowie für die Behandlung im Krankenhaus. Sie regeln die Versorgung mit Arzneimitteln, Heil- und Hilfsmitteln, ebenso wie die Versorgung mit ärztlichen, diagnostischen und therapeutischen Maßnahmen.

Bei seinen Entscheidungen berücksichtigt der G-BA den aktuellen Stand der medizinischen Erkenntnisse und untersucht den diagnostischen oder therapeutischen Nutzen, die medizinische Notwendigkeit und die Wirtschaftlichkeit einer Leistung aus dem Pflichtkatalog der Krankenkassen. Zudem hat der G-BA weitere wichtige Aufgaben im Bereich des Qualitätsmanagement und der Qualitätssicherung in der ambulanten und stationären Versorgung.

Der G-BA hat 13 Mitglieder. Neben dem unparteiischen Vorsitzenden und zwei weiteren unparteiischen Mitgliedern stellen die gesetzlichen Krankenkassen und die Leistungserbringer – Vertragsärzte, Vertragszahnärzte, Vertragspsychotherapeuten und Krankenhäuser – jeweils fünf Mitglieder. An den öffentlichen, monatlichen Sitzungen des G-BA nehmen zudem jeweils fünf Patientenvertreter verschiedener, durch das BMG ausgewählter Organisationen beratend teil. Die Patientenvertreter haben ein eigenes Antrags- aber kein Stimmrecht. In den verschiedenen Unterausschüssen und Arbeitsgruppen des G-BA sind insgesamt mehr als 100 Patientenvertreterinnen und Patientenvertreter aktiv.

Im Jahr 2004 hat der G-BA das Institut für Qualität und Wirtschaftlichkeit im Gesundheitswesen (IQWiG) als unabhängiges, wissenschaftliches Institut errichtet. Ihm obliegt die Bewertung des medizinischen Nutzens, der Qualität und der Wirtschaftlichkeit von Leistungen in der GKV anhand des aktuellen medizinischen Wissensstandes. Das IQWiG untersucht dabei im Auftrag des G-BA diagnostische und therapeutische Verfahren bei ausgewählten Krankheiten sowie den Nutzen von Arzneimitteln. Darüber hinaus gibt das IQWiG allgemeinverständliche Patienteninformationen heraus. Durch die Abgabe von Empfehlungen unterstützt das Institut den G-BA bei der Wahrnehmung seiner gesetzlichen Aufgaben.

Die Nutzenbewertung von medizinischen oder medizinisch-technischen Untersuchungs- und Behandlungsmethoden durch den G-BA schließt in der Regel mit drei möglichen Ergebnissen ab:

1. der (Zusatz) Nutzen einer Methode etc. ist **evidenzbasiert belegt**. In der Regel indiziert dieser Nutzenbeleg auch die medizinische Notwendigkeit, wobei insoweit wegen möglicher nur stationär beherrschbarer Behandlungsrisiken eine Einschränkung der Anerkennung auf die stationäre Behandlung erfolgen kann. Bei gleichem Nutzen zweier Methoden ist bei höherem Preis einer Methode diese in der Regel unwirtschaftlich, es sei den, sie ist bei Unverträglichkeit der anderen Methode indiziert.

2. der (Zusatz) Nutzen einer Methode ist **nicht belegt**. Eine solche Methode kann grundsätzlich im GKV-System nicht anerkannt werden, bzw. muss ausgeschlossen werden. Auf die Frage, ob bei geringeren Nutzen aber signifikant niedrigerem Preis die Methode doch anerkannt werden sollte, kann im Zusammenhang mit der hier nur dargestellten Bewertung in der Regel teurer Innovationen nicht eingegangen werden.

3. es fehlen **ausreichende evidenzbasierte Belege** für den (Zusatz) Nutzen einer Methode (non liquet). Dies führt bisher in der Regel in der vertragsärztlichen Versorgung zur Ablehnung, wenn eine Behandlungsalternative besteht. In der stationären Behandlung besteht Streit darüber, ob ein Zweifel am Nutzen schon die Aberkennung der Leistungsberechtigung rechtfertigt.

Die Verfahrensordnung des G-BA sieht zur Aufklärung solcher Zweifel am medizinischen Nutzen einer Methode in § 21 Abs. 4 VerfO folgende Regelung vor:

„Der G-BA kann bei Methoden, bei denen noch keine ausreichende Evidenz vorliegt, aber zu erwarten ist, dass solche Studien in naher Zukunft vorgelegt werden können, Beschlüsse mit der Maßgabe treffen, dass

- bei Untersuchungs- und Behandlungsmethoden in der ambulanten vertragsärztlichen Versorgung gemäß § 135 Abs. 1 SGB V oder bei neuen Heilmitteln gemäß § 138 eine Beschlussfassung ausgesetzt wird mit der Maßgabe, dass insbesondere durch Modellvorhaben im Sinne des §§ 63 bis 65 SGB V im Rahmen vom G-BA festgelegten Anforderungen die erforderlichen aussagekräftigen Unterlagen innerhalb der vom G-BA festgelegten Frist von höchstens drei Jahren beschafft werden.
- bei Untersuchungs- und Behandlungsmethoden im Krankenhaus gemäß § 137c SGB V eine Aussetzung der Beschlussfassung mit der Maßgabe erfolgt, dass innerhalb einer vom G-BA hierfür zu setzenden Frist der Nachweis des Nutzens mittels klinischer Studien geführt werden kann. Die Beschlussfassung soll mit Anforderungen an die Strukturqualität und an die Ergebnisqualität der Leistungserbringung gemäß § 137 Abs. 1 Satz 3 Nr. 2 SGB V oder an eine der Beiden sowie an eine hierfür notwendige Dokumentation verbunden werden."

Da neue Methoden i.d.R. erstmals im Krankenhaus eingeführt und erprobt werden, insoweit aber ein evidenzbasierter Nutzenbeleg für den Zugang zum GKV System nicht vorgeschrieben und erfahrungsgemäß auch nicht zu erwarten ist, empfiehlt sich für Leistungen die nach ihrer Eigenart auch oder sogar überwiegend ambulant erbracht werden können zur Aufklärung von Zweifeln am medizinischen Nutzen folgendes Vorgehen:

1. Wird eine solche neue Methode im Krankenhaus eingeführt und eine zweckmäßige ambulante Behandlungsmöglichkeit von den behandelnden Ärzten festgestellt, wird über die im G-BA für die Einleitung von Nutzenbewertungen nach § 135 Abs. 1 SGB V zuständigen Antragssteller zeitnah ein Antrag auf Nutzenbewertung für die vertragsärztliche Versorgung eingebracht.
2. Die Beschlussfassung über diesen Antrag wird nach § 21 Abs. 4 VerfO mit der Maßgabe ausgesetzt, dass zunächst das IQWIG beauftragt wird, die zur Klärung der Evidenz notwendigen Anforderungen an ein Modellvorhaben nach §§ 63, 64 SGB V festzustellen.
3. Der G-BA legt auf dieser Grundlage die Anforderungen fest und nimmt als zusätzliche strukturelle Anforderung die sektorenübergreifende ambulante und stationäre Durchführung des Modellvorhabens sowie damit verbundene Anforderungen an die Strukturqualität und/oder an die Ergebnisqualität der Leistungserbringung gemäß § 137 Abs. 1 idF GKV-WSG sowie an eine hierfür notwendige Dokumentation auf.

4. Die Durchführung eines solchen Modellvorhabens durch die Krankenkassen kann vom G-BA nicht angeordnet werden. Die nur über ein solches Modellvorhaben mögliche Öffnung der Leistungserbringung für die ambulante Behandlung müsste jedoch Anreiz genug sein, um den Abschluss integrierter Versorgungsverträge mit entsprechenden Auflagen zu erreichen.

5. Spätestens nach drei Jahren erfolgt die Auswertung der Dokumentation bzw. damit verbundener klinischer Studie im Auftrag des G-BA durch das IQWiG.

6. Im Anschluss daran entscheidet der G-BA über die Anerkennung der Methode ggf. nach ergänzender Antragstellung gem. § 137c SGB V für beide Bereiche.

> NUTZENBEWERTUNG DURCH DAS IQWIG – HÜRDE ODER SINNVOLLES VERFAHREN ZUR PRÜFUNG DER PATIENTENRELEVANZ?

MICHAEL KULIG

Das Institut für Qualität und Wirtschaftlichkeit im Gesundheitswesen (IQWiG) hat den gesetzlichen Auftrag, den Nutzen von medizinischen Methoden, Verfahren und Leistungen zu bewerten. In der (Fach)Öffentlichkeit werden diese Nutzenbewertungen und die zugrunde liegende Methodik oftmals sehr kontrovers diskutiert, was auf folgenden Missverständnissen und Fehlinterpretationen beruhen kann. Hierzu einige Beispiele:

- Der medizinische Nutzen wird entsprechend den Vorgaben des §35b des SGB V anhand patientenbezogener Endpunkte bewertet. Die zentralen Nutzendimensionen sind hierbei Mortalität, Morbidität, Lebensqualität. Dies darf nicht zwangsläufig mit Wirksamkeitsbewertungen gleichgesetzt werden. Eine signifikante Veränderung eines Blutwertes oder eine detailliertere Darstellung eines Befundes aufgrund eines (diagnostischen) bildgebenden Verfahrens muss noch keinen unmittelbaren patientenrelevanten Nutzen bedeuten. In die Bewertungen einfließende Zielgrößen müssen also eindeutig patientenrelvant sein.
- Die Nutzenbewertungen haben zudem lt. GKV-Wettbewerbsstärkungsgesetz (2007) auf der Basis international anerkannter Standards der evidenzbasierten Medizin (ebM) zu erfolgen. Entsprechend diesen Standards gilt sowohl für Wirksamkeitsprüfungen als auch für Nutzenbewertungen das Kausalitätsprinzip für den Nachweis eines Effektes. Dies ist erforderlich, damit bei einem Unterschied zwischen Gruppen dieser Effekt kausal auf die zu prüfende (therapeutische) Intervention zurückgeführt werden kann. International unstrittige ebM-Standards setzen hierzu u. a. eine möglichst hohe Strukturgleichheit in den zu vergleichenden Gruppen hinsichtlich bekannter wie unbekannter Störgrößen voraus. Die bisher beste verfügbare Technik das Ziel der Strukturgleichheit zu erreichen ist die Randomisierung. Diesbezügliche kontroverse Einschätzungen können auf der Fehlinterpretation beruhen, dass andere – oftmals statistische – Verfahren, die in nicht-randomisierten Studien angewandt werden, mögliche Strukturungleichheiten verlässlich ausbalancieren könnten. Aufgrund der Überschätzung der Ausbalancierungsmöglichkeiten von solchen Adjustierungsverfahren wird immer wieder das Argument bemüht, neben der Evidenzstufe 1 auch nicht-randomisierte Interventionsstudien den Nutzenbewertungen zugrunde legen zu wollen. Es findet sich

jedoch unter den Organisationen, die Nutzenbewertungen durchführen, keine die dieser Argumentation folgen. Mit anderen Worten: Wenn Studien auf höchstem Evidenzgrad möglich sind und vorliegen, ermöglichen Studien auf niedrigerer Evidenzstufe keinen Zuwachs an Ergebnissicherheit der Nutzenbewertung.

- Das Institut und der Gemeinsame Bundesausschuss (G-BA) sind sich jedoch bewusst, dass Studien höchster Evidenz nicht immer verfügbar sind, wie beispielsweise bei sehr seltenen Krankheitsbildern. Das IQWiG schließt gemäß seinem Methodenpapier niedrigere Evidenzstufen per se nicht aus, und kann in begründeten Fällen vom Studieneinschlusskriterium der höchsten Evidenzstufe abweichen. Gerade bei Bewertungen nicht-medikamentöser Verfahren hat das Institut auch Studien niedrigerer Evidenzstufe eingeschlossen. Hierzu bedarf es jedoch einer expliziten Begründung und dem Bewusstsein, dass die Verlässlichkeit der Bewertung („Ergebnissicherheit") kaum derjenigen unter Einbezug von höchster Evidenz entsprechen kann. Da die Empfehlungen des IQWiGs als Entscheidungsgrundlage für den Gemeinsamen Bundesausschusses dienen, steht es wohl außer Frage, eine hohe Ergebnissicherheit der Nutzenbewertung für die Gesundheitsversorgung und damit für den Schutz der Patienten zu fordern. Dies wird auch durch die Verfahrensordnung des G-BA in §20 geregelt: „Die Anerkennung des medizinischen Nutzens einer Methode auf (...) einer niedrigeren Evidenzstufe bedarf jedoch (...) zum Schutz der Patienten umso mehr einer Begründung, je weiter von der Evidenzstufe 1 abgewichen wird."

- Als letztes Beispiel möglicher Missverständnisse kann der nicht selten geäußerte Vorwurf mangelnder Transparenz, insbesondere der Prüfkriterien genannt werden. Das Institut entspricht auch hier dem gesetzlichen Auftrag [GKV-Wettbewerbsstärkungsgesetz 2007, Änderung § 35b (1): „Das Institut gewährleistet ... hohe Verfahrenstransparenz und angemessene Beteiligung der in § 35 Abs. 2 und § 139a Abs. 5 Genannten. Das Institut veröffentlicht die jeweiligen Methoden und Kriterien im Internet"; vgl. IQWiG 2009], indem es seine Methoden (Allgemeine Methoden und Berichtspläne) publiziert bzw. zur Diskussion stellt. Ebenso werden die vorläufigen Ergebnisse einer Nutzenbewertung im Internet veröffentlicht (Vorbericht), zu denen Stellung genommen werden kann. Die Stellungnahmen werden dementsprechend bei der Erstellung des Abschlussberichts gewürdigt. Beim Stellungnahmeverfahren können auch Studien niedrigerer Evidenz eingereicht werden. In begründeten Fällen, wie beispielsweise dem Nachweis eines dramatischen Effektes, können diese dann in die Nutzenbewertung mit einfließen.

Diese genannten Beispiele werden von manchen Akteuren im Gesundheitswesen einerseits als Hürden beim Zugang zum GKV-System angesehen. Von anderen werden sie als notwendige Voraussetzungen für eine evidenzbasierte und schadensminimierende patientenbezogene Gesundheitsversorgung der deutschen Bevölkerung gewertet. Zur Erreichung des letztgenannten Ziels sind die EBM-basierten Methoden mittlerweile allgemein anerkannter und gesetzlich vorgeschriebener notwendiger Standard, über deren Sinnhaftigkeit eigentlich nicht mehr diskutiert werden sollte.

Die Hürden bei der Förderung und Anwendbarkeit von Medizintechnik und deren Innovationen in der Praxis dürften eher an anderer Stelle liegen. Schwierige strukturelle Gegebenheiten bei der Prüfung und Umsetzung neuer medizintechnologischer Verfahren werden durch die Methodik des IQWiG nicht bedingt und nicht verschärft, weshalb das Institut in dieser Debatte nicht der richtige Adressat ist. Zumal das IQWiG keine Zulassungs- oder Zertifizierungsbehörde für neue Verfahren ist. Wenn das Institut einen Beitrag zum besseren Verständnis seiner methodischen und formalen Vorgehensweise bei den Nutzenbewertungen leisten kann, ist es zu Erläuterungen in Diskussionsrunden wie der von acatech veranstaltete „Runde Tisch Medizintechnik" gerne bereit.

LITERATUR

IQWiG 2009

Institut für Qualität und Wirtschaftlichkeit im Gesundheitswesen (IQWiG): Methoden und Werkzeuge. URL: http://www.iqwig.de/methoden-werkzeuge.427.html (Stand: 15.05.2009)

DIE POSITION DES SPITZENVERBANDES DER KRANKENKASSEN

> DER HANDLUNGSSPIELRAUM ZUR FÖRDERUNG VON INNOVATIONEN IN DER MEDIZINTECHNIK IM RAHMEN DER GESETZLICHEN KRANKENVERSICHERUNG

MARTIN STOCKHEIM

1 EINLEITUNG

Die gesetzlichen Rahmenbedingungen geben Krankenkassen bei der Erprobung oder gezielten Förderung von Methoden, Medizinprodukten oder Arzneimitteln nur wenig Spielraum. Das Sozialgesetzbuch legt fest, dass Leistungen, die zu Lasten der gesetzlichen Krankenversicherung erbracht werden, wirksam sowie ausreichend und zweckmäßig sein müssen (§ 2, § 12 SGB V). Methoden, Produkte oder Arzneimittel ohne nachgewiesenen Nutzen sind primär unwirtschaftlich und können nicht zu Lasten der gesetzlichen Krankenversicherung erbracht oder verordnet werden. Biomedizinische Forschung sowie die Erforschung von Arzneimitteln oder Medizinprodukten sind von der Finanzierung der gesetzlichen Krankenversicherung, auch für Modellvorhaben (§ 63 Abs. 4 SGB V) explizit ausgeschlossen.

Ein gewisser Spielraum besteht auf dem Gebiet der Selektivverträge. Hier können zwischen Kostenträgern und Leistungserbringern Versorgungsstrategien vereinbart werden, die die Anwendung innovativer Medizinprodukte beinhalten.

2 MARKTEINTRITT

Ein wesentlicher Kritikpunkt an der Marktzulassung sind die Anforderungen, die an die Wirksamkeit (bezogen auf eine bestimmte Indikation) und zum medizinischen Nutzens der Produkte gestellt werden. Qualität und Umfang der vom Gesetzgeber für die Produkte der Risikoklasse IIb und III vorgeschriebenen klinischen Prüfungen werden von der gesetzlichen Krankenversicherung anders bewertet als von der Medizinprodukte-Industrie.

Über Art und Umfang dieser klinischen Prüfung hat die europäische Kommission Richtlinien herausgegeben (Guidelines on Medical Devices MEDDEV 2.7.1), die sich als harmonisierte internationale Norm in der DIN EN ISO 14155 niederschlagen. In der GKV werden für die Nutzenbewertung hingegen das Methodenpapier des IQWiG und die Verfahrensordnung des G-BA zugrunde gelegt. Diese unterschiedlichen Blickwinkel führen zu den verschiedensten Schwierigkeiten, die darin gipfeln können, dass das Medizinprodukt zwar marktfähig ist, der Hersteller für das Produkt aber keine Vergütung erreichen kann.

3 VERGÜTUNGSEINTRITT IN ANLEHNUNG AN ETABLIERTE PRODUKTE

Handelt es sich um ein Medizinprodukt, das einer DRG zugeordnet werden kann und übersteigen die Kosten für das Medizinprodukt nicht die in der Fallpauschale kalkulierten Beträge für Material und/oder Implantate, kann das Medizinprodukt nach CE-Zertifizierung direkt verwendet werden und wird auch von den Krankenhäusern nachgefragt werden.

In der ambulanten Versorgung können Medizinprodukte, die für solche Interventionen verwendet werden, für die Sachkostenpauschalen im Kapitel 40 des EBM vereinbart wurden, ebenfalls ohne weitere Prüfung verwendet werden, sobald die CE-Zertifizierung vorliegt. Die Kosten für Produkte, die nicht über eine Sachkostenpauschale zur Abrechnung gebracht werden, können direkt zur Erstattung bei der KV oder der Krankenkasse eingereicht werden.

Medizinprodukte, für die keine Kostenpauschale im Kapitel 40 des EBM vereinbart wurde, die aber gleichwohl in eine, in der ambulanten (belegärztlichen) Versorgung übliche Kategorie fallen (z. B. Herzschrittmacher, Augenlinsen oder Endoprothesen), können in den meisten Fällen ebenso problemlos abgerechnet werden wie die bereits etablierten Produkte, solange das Wirtschaftlichkeitsgebot nicht verletzt wird.

4 VERGÜTUNGSEINTRITT NEUER PRODUKTE

Für neue Medizinprodukte, die sich in keiner DRG abbilden lassen, hat der Gesetzgeber im § 6 Krankenhausentgeltgesetz (KHEntgG) einen Weg vorgesehen, in dem diese Produkte in die Vergütung überführt werden können: das sog. NUB-Verfahren (NUB = Neue Untersuchungs- und Behandlungsmethoden). Das Institut für Entgeltkalkulation (InEK) prüft dabei zunächst, ob für die neue Methode im Rahmen des DRG-System eine adäquate Vergütung erreicht werden kann. Ist dies nicht der Fall, wird die neue Methode in das NUB-Verfahren aufgenommen. Die Methoden und Medizinprodukte, die im Rahmen des NUB-Verfahrens in die Vergütung eingeführt werden, werden durch den Medizinischen Dienst der Krankenversicherung einer orientierenden Nutzenbewertung nach den in der Einleitung angeführten Grundlagen unterzogen, soweit das anhand der vorgelegten Literatur möglich ist. Die Vergütung erfolgt nach Verhandlungen auf Krankenhausebene. Der Medizinische Dienst des Spitzenverbandes Bund (MDS) gibt einmal im Jahr das NUB-Gutachten heraus, welches den Krankenhausverhandlern der Krankenkassen als Grundlage zur Vergütungsvereinbarung dient.

Neue Produkte können auch durch selektivvertragliche Regelungen nach § 63 ff. oder 140 ff. SGB V eingeführt werden.

Selektivverträge sollen es den Kostenträgern erlauben, die Versorgung weiterzuentwickeln. Sie werden mit unterschiedlichen Schwerpunkten geschlossen und unterliegen regionalen, kassen- und verbandsspezifischen Präferenzen. Die heterogene Ausgestaltung der Zusammenarbeit im Rahmen von Selektivverträgen führt daher nicht immer zu der Evidenzlage, wie sie im Rahmen von G-BA-Beratungen gefordert wird.

In der ambulanten Versorgung müssen die Behandlungsmethoden, bei denen das neue Medizinprodukt zur Anwendung kommt, im Leistungskatalog der gesetzlichen Krankenkassen aufgeführt sein. Medizinprodukte, die mit Behandlungsmethoden verbunden sind, die nach dem Einheitlichen Bewertungsmaßstab vergütet werden können, können unter Beachtung der einschlägigen Regularien (Praxisbedarf, Sprechstundenbedarfsvereinbarungen, Kapitel 7 und 40 EBM, §12 SGB V) als Sachkosten abgerechnet werden.

Für neu in die ambulante Versorgung eingeführte Medizinprodukte, die mit einer neuen Methode verbunden sind, ist die Prüfung der Methode durch den G-BA nach § 135 SGB V erforderlich. Im Rahmen dieser Methodenprüfung wird auch der Nutzen des Produktes nach wissenschaftlichen Kriterien gemäß der Verfahrensordnung des Gemeinsamen Bundesausschusses (G-BA) geprüft.

5   FAZIT

Die Prüfungen des Produktes beim Markteintritt führen aus Sicht des MDS nicht immer zu einem überzeugenden Nutzenbeleg. Der Vergütungseintritt wird durch diese diskrepanten Beurteilungen gehemmt.

Um diskrepante Beurteilungen zu vermeiden gibt es derzeit nur die Möglichkeit beim Design der klinischen Prüfungen, die im Rahmen des Konformitätsbewertungsverfahrens durchgeführt werden, internationale Anforderungen an die Erprobung von Interventionen am Menschen, wie sie auch im Methodenpapier des IQWiG und der Verfahrensordnung des G-BA abgebildet sind, bereits zu berücksichtigen und die klinische Prüfung so anzulegen, dass sie eine Nutzenbewertung anhand der genannten Kriterien ermöglicht.

Mittelfristig ist die kontrollierte Einführung neuer Methoden, Medizinprodukte und ggf. auch von Arzneimitteln zu fordern. Denkbar ist, neue Medizinprodukte durch befristete, mit Auflagen verbundene Vergütungszusagen in der Versorgung zu verwenden. Dabei ist es erforderlich, dass die neue Technik im Befristungszeitraum nur unter Studienbedingungen an definierten Zentren für klar definierte Indikationen an harten klinischen Endpunkten geprüft wird. Die Studienergebnisse sind zu veröffentlichen. Auf dieser Basis könnte die Entscheidung über die endgültige Einführung des neuen Medizinproduktes getroffen werden. Medizinprodukte, deren Anwendungshorizont mehrere Jahre beträgt, bei denen der harte klinische Endpunkt vielleicht sogar erst nach Jahrzehnten erreicht wird, müssen zwar für eine zeitnahe Entscheidung an Surrogatparametern geprüft werden, werden aber zeitgleich in Register zu Langzeitnachverfolgung eingetragen.

In einem jüngst vorgelegten „Health Technology Assessment" (HTA) des Ludwig Boltzmann Instituts zu den Erfahrungen, die in den USA, England und Australien mit der bedingten Erstattung gemacht wurden, werden die Möglichkeiten und Limitierungen dieses Ansatzes nachvollziehbar beschrieben (Nachtnebel 2009).

Bei möglichen Regelungen, die den Vergütungseintritt neuer Medizinprodukte verein-
fachen oder beschleunigen, sind auch Regelungen zu entwickeln, die Entfernung von
obsoleten und veralteten Methoden oder Methoden mit unzulänglicher Evidenz verein-
fachen und beschleunigen.

6 LITERATUR

Nachtnebel 2009
Nachtnebel, A.: Bedingte Erstattung – Erfahrungen aus ausgewählten Ländern (= HTA-
Projektbericht 024). Ludwig Boltzmann Instituts, Wien, 2009.

DIE POSITIONEN DER BRANCHENVERBÄNDE

> MEDIZINTECHNISCHE INNOVATION BESCHLEUNIGEN – FÜR DIE GESUNDHEITSWIRTSCHAFT VON MORGEN

HANS-PETER BURSIG/TOBIAS WEILER

Die Innovationsfähigkeit der deutschen medizintechnischen Industrie ist in den letzten Jahren von verschiedenen Stellen analysiert worden. Neben acatech haben auch das BMBF und das BMWi Studien erstellen lassen. Dabei ist die grundsätzliche technische und wissenschaftliche Leistungsfähigkeit der Branche sowohl bei der Industrie als auch bei der Forschung immer wieder bestätigt worden.

Als zentraler Mangel wird aber die sehr langsame Verbreitung innovativer Produkte im deutschen Markt identifiziert, die aus verschiedenen Gründen problematisch ist. Zum einen werden damit Potenziale zur Verbesserung der wirtschaftlichen Effizienz und der Qualität der Gesundheitsversorgung nicht ausgenutzt. Diese Einsparpotenziale sind von den Verbänden ZVEI und SPECTARIS in den letzten Jahren in mehreren Studien an Beispielen demonstriert worden. Zum anderen wird die Innovationskraft insbesondere kleiner und mittelständischer Unternehmen (KMU) der Branche gehemmt, wenn der Heimatmarkt keine ausreichende wirtschaftliche Basis für die aufwändige Entwicklungsarbeit bietet. Da die innovativen KMU und die zahlreichen Start-ups einen wesentlichen Anteil am internationalen Erfolg der deutschen Medizintechnik haben, verdient dieser Punkt besondere Beachtung. Wenn sich Innovationen in Deutschland weiterhin langsamer verbreiten als in anderen Märkten, gefährdet das langfristig aber auch die internationale Wettbewerbsfähigkeit der Wissenschaft und Forschung in Deutschland, sowohl in den medizinischen als auch den technischen Anwendungsfächern.

Aus Sicht des ZVEI und des Industrieverbands SPECTARIS sind die komplexen Strukturen und Abläufe der Gesetzlichen Krankenversicherung (GKV) ein wesentlicher Faktor für die langsame Diffusion von medizintechnischen Innovationen in Deutschland. Die GKV dominiert mit einem Marktanteil von 90 Prozent die Nachfrage nach medizinischen Leistungen auf dem deutschen Markt. Die Finanzierung bzw. Kostenübernahme für innovative Medizinprodukte ist direkt oder indirekt an eine Entscheidung der Selbstverwaltung der GKV gebunden. Ohne eine derartige Entscheidung der GKV ist eine erfolgreiche Vermarktung innovativer Produkte praktisch nicht möglich.

Die Antrags- und Entscheidungsverfahren zur Kostenübernahme haben damit de facto die Wirkung einer zweiten Produktzulassung. Die CE-Kennzeichnung der Produkte, die eine Verkehrsfähigkeit der Produkte im europäischen Binnenmarkt bestätigt, stellt zwar eine technische Zulassung der Produkte dar, die aber für den Markterfolg und damit die schnelle Verbreitung der Innovation nicht ausreicht. Diese Analyse wird auch durch die Ergebnisse einer im Herbst 2008 veröffentlichten BMBF-Studie über Innovationshürden auf dem deutschen Medizintechnikmarkt bestätigt.

Die Komplexität und Dauer der Verfahren stellt insbesondere KMU vor enorme Herausforderungen, welche für diese Anbieter schnell existenzbedrohend werden können. Dieses Problem wird sich durch wachsende Anforderungen an die Qualität und den Umfang von Kosten-Nutzen-Analysen und Health Technology Assessments (HTA) noch verstärken. Anders als bei der pharmazeutischen Industrie besteht wegen der zugrundeliegenden Technologie keine Notwendigkeit, den Entwicklungsprozess durch umfangreiche klinische Studien zu begleiten. Das Dilemma besteht also darin, dass ohne Klärung der Finanzierung durch die GKV keine wirtschaftlich vertretbare Möglichkeit besteht, die Daten zu sammeln, die für die Entscheidung der GKV gebraucht werden.

ZVEI und SPECTARIS schlagen deshalb vor, dieses Problem von verschiedenen Seiten anzugehen:

1. Die Unternehmen der medizintechnischen Industrie müssen intensiver über die notwendigen Entscheidungsverfahren und die zu erfüllenden Anforderungen informiert werden. Hierbei sollten Industrieverbände und Einrichtungen der GKV zusammenwirken. Aber auch die Hochschulen können einen Beitrag leisten, z. B. durch entsprechende Inhalte in den Studiengängen.

2. Die Hersteller müssen stärker in die Entscheidungsprozesse über die Erstattung der innovativen Produkte und Behandlungsformen einbezogen werden. Das entsprechende Know-how der Unternehmen kann zu einem transparenten Informationsaustausch beitragen, der sowohl Herstellern als auch Leistungserbringern einen Mehrwert bietet. Bei den Beratungen des Gemeinsamen Bundesausschusses ist daher eine Antrags-, Mitwirkungs- und Einspruchsmöglichkeit für die entsprechenden Medizintechnikunternehmen unerlässlich.

3. Die Antragsverfahren sollten soweit wie möglich vereinfacht werden. Dazu gehören ein Antragsrecht für Unternehmen und eine Anpassung der formalen Anforderungen an die technischen Gegebenheiten der Medizintechnikindustrie. Hierbei sollten die Industrieverbände und die zuständigen Stellen der GKV zusammenarbeiten, um zu definieren, welche Evidenzstufen ausreichen und welche formalen und inhaltlichen Anforderungen an die Daten gestellt werden.

4. Letztendlich muss aber der Marktzugang für neue Produkte innovationsfreundlich gestaltet werden. Dazu würde eine zeitlich befristete Finanzierung durch die GKV beitragen. Diese Zusage könnte an eine tragfähige Vorabbewertung und eine umfassende Analyse der in der Probephase gesammelten Daten gekoppelt werden. Damit könnten die Daten gesammelt werden, die für eine abschließende Kosten-Nutzen-Analyse der Innovation notwendig sind.

Die Plattform, die acatech für den Dialog der Beteiligten bietet, kann wesentlich zur Umsetzung der Punkte 1 und 2 beitragen. Für die konsequente Umsetzung der Punkte 2 bis 4 ist aber die Unterstützung durch die Politik notwendig.

Aus Sicht von ZVEI und SPECTARIS müssen dabei aber neben sozial- und gesundheitspolitischen Aspekten auch wirtschafts- und industriepolitische Aspekte eine Rolle spielen. Der Gesundheitsmarkt ist mit 10 Prozent des deutschen BIP und bald 4,5 Millionen Beschäftigten ein wesentlicher stabilisierender und produktiver Teil unserer Volkswirtschaft. Die Medizintechnik ist eine Hightech-Industrie, die verschiedene Technologiebereiche miteinander verbindet. Die medizintechnische Industrie leistet mit ihrer Innovationskraft damit auch einen wesentlichen Beitrag zur internationalen Wettbewerbsfähigkeit Deutschlands. Auch die medizinischen Vorteile, die innovative Produkte für die Patienten bedeuten, und dieser Beitrag zur Wirtschafskraft Deutschlands rechtfertigen eine größere Offenheit gegenüber innovativer Medizintechnik.

> BESCHLEUNIGUNG DER ZULASSUNGS- UND ERSTATTUNGSVERFAHREN MEDIZINTECHNISCHER PRODUKTE

JOACHIM M. SCHMITT

Medizinprodukte umfassen eine große Bandbreite von medizintechnischen Produkten und Verfahren, die Leben retten, heilen helfen und die Lebensqualität der Menschen verbessern. Beispiele sind Implantate, Hilfsmittel, Verbandmittel, OP-Materialien, Geräte für Diagnostik, Chirurgie oder Intensivmedizin. Zu Medizinprodukten gehören nach dem Medizinproduktegesetz (MPG) darüber hinaus auch Labordiagnostika.

Die Medizintechnologie ist eine dynamische und hoch innovative Branche. Bei Patenten und Welthandelsanteil liegt Deutschland auf Platz 2 hinter den USA. Rund ein Drittel ihres Umsatzes erzielen die deutschen Medizintechnikhersteller mit Produkten, die höchstens drei Jahre alt sind. Durchschnittlich investieren die forschenden MedTech-Unternehmen rund neun Prozent des Umsatzes in Forschung und Entwicklung.

Aufgrund dieser Dynamik und Innovationsgeschwindigkeit ist es für die MedTech-Unternehmen umso wichtiger, dass neue Produkte und Verfahren zügig eingeführt werden können.

1 ERSTER SCHRITT: IDEEN FÜR MEDIZINISCHEN FORTSCHRITT

Bis ein innovatives, Leben rettendes oder die Lebensqualität verbesserndes Verfahren auch wirklich den Patienten zugute kommt, muss es einen langen Weg zurücklegen. Am Anfang steht immer die Frage: Kann ich eine Erkrankung mit einem Medizinprodukt erfolgreich behandeln bzw. ein bestehendes Verfahren verbessern? Oder: Eine Behandlung hat sich in einem Bereich hervorragend bewährt – können wir sie auf andere Gebiete übertragen? Solche Ideen kommen überwiegend von den Anwendern, den Ärzten oder Pflegefachkräften.

Die Rahmenbedingungen hierfür sind in Deutschland hervorragend. Wir haben in den zukunftsträchtigen Innovationsfeldern der Medizintechnologie durch die große Zahl gut ausgebildeter Ärzte, Forscher und Ingenieure und durch den hohen Standard der klinischen Forschung beste Voraussetzungen, neue Produkte und Verfahren zu entwickeln. Wir haben durch die Universitätskliniken und die zahlreichen Kompetenzzentren in der Medizintechnik ein großes Wissen.

Auch die Fördermöglichkeiten in Deutschland sind sehr gut. Die Fördermittel des Forschungsministeriums sind stetig gestiegen. Die Medizintechnik ist einer der Leitmärkte in der HighTech-Strategie der Bundesregierung.

Verbesserungsbedarf sehen wir beim Thema Koordination der verschiedenen Politikbereiche. Wir setzen uns für eine engere Verknüpfung zwischen den Politikbereichen Wirtschaft, Forschung, Finanzen und Gesundheit ein, um die Zusammenarbeit aller zuständigen Ministerien insbesondere bei Studien und Unterstützungsprogrammen für die Gesundheitswirtschaft noch stärker zu koordinieren.

2   ZWEITER SCHRITT: VON DER IDEE ZUM FERTIGEN PRODUKT

Die Idee zu einem Produkt oder Verfahren wird von den Ärzten gemeinsam mit Technikern und Ingenieuren in den Unternehmen weiterentwickelt. Die Entwicklung der Technologie selbst orientiert sich an maximalen Sicherheitsanforderungen. Der Prozess wird begleitet von einer Risikoanalyse, die das mögliche Gefahrenpotential des jeweiligen Verfahrens dem Nutzen gegenüberstellt. Ein umfangreiches Regelwerk gibt die Bewertung dieser Parameter vor.

Wenn die hohen gesetzlichen Sicherheitsanforderungen erfüllt werden, kann die CE-Kennzeichnung angebracht werden. Es ist der „Reisepass", der das Inverkehrbringen innerhalb des Europäischen Wirtschaftsraums ermöglicht. Die CE-Kennzeichnung steht aufgrund der detaillierten Risikoanalyse für umfassende Sicherheit. Darüber hinaus steht sie – und das gilt nur für Medizinprodukte – auch für die Leistungsfähigkeit. Denn für jedes Medizinprodukt hat der Gesetzgeber die Durchführung einer klinischen Bewertung vorgegeben.

Dieser Rechtsrahmen für Medizinprodukte mit risikoabgestuften Anforderungen hat sich bewährt. Wir setzen uns für die Beibehaltung dieser Regelungen ein, da die Abhängigkeit der Anforderungen von der Risikoklasse der Medizinprodukte in unserer heterogenen Branche absolut sinnvoll ist.

3   DRITTER SCHRITT: DAS NEUE PRODUKT IN DER ANWENDUNG

Mit dem Marktzugang ist allerdings noch nicht sichergestellt, dass das neue Produkt bzw. Verfahren auch dem Patienten zur Verfügung steht. Zur zügigen Erstattung von neuen Produkten und Verfahren der Medizintechnologie sind folgende Punkte wichtig:

1.   Wir setzen uns für eine weitere Verbesserung der Innovationsklausel des DRG-Systems ein. Um einen flexibleren und schnelleren Zugang zu medizinischem Fortschritt zu ermöglichen, schlägt der BVMed eine Vereinfachung und Entbürokratisierung bei der Vergütung neuer Untersuchungs- und Behandlungsmethoden nach dem Krankenhausentgeltgesetz vor.

2.   Wir setzen uns für die Beibehaltung des Prinzips „Erlaubnis mit Verbotsvorbehalt" im Krankenhausbereich ein. Dieses Prinzip ist wichtig für die Innovationskraft der Kliniken und der MedTech-Branche. Viele Innovationen finden zuerst

im Krankenhaus ihre Anwendung. Medizintechnologische Innovationen im Krankenhaus werden zu Lasten der Gesetzlichen Krankenversicherung vergütet, solange keine negative Entscheidung des G-BA vorliegt. An diesem Prinzip muss im stationären Sektor festgehalten werden, um innovative Medizintechnologien in Deutschland allen Patienten, die sie benötigen, ohne Zeitverzögerung zur Verfügung zu stellen.

3. Bei den Verfahren der Technologiebewertung benötigen die Unternehmen der Medizintechnologie eindeutige, aber auch sachgerechte Vorgaben, was man im Rahmen der HTA-Verfahren wie bewerten will. Dann wird es auch gelingen, die Verfahren des Gemeinsamen Bundesausschusses zügiger abzuschließen.

4. Wir setzen uns für eine Flexibilisierung der Vergütungsregelungen ein. Wir sind für eine stärkere Eigenverantwortung der Versicherten. Wir sind für zeitbefristete Finanzierungsmodelle in ausgewählten Bereichen der Medizintechnik. Mit adäquaten Begleituntersuchungen können der Nutzen von Innovationen dokumentiert und den Patienten ein schnellerer Zugang ermöglicht werden. Wenn wir hier das System öffnen, dann werden die Krankenkassen künftig im Wettbewerb um die schnelle Innovationseinführung stehen.

DIE POSITION EINES UNABHÄNGIGEN SACHVERSTÄNDIGEN

> MEDIZINTECHNIK: REGULATION CONTRA INNOVATION?

HANS HAINDL

Das seit fast 15 Jahren bestehende europäische Medizinprodukterecht, basierend auf drei EU-Direktiven und einer großen Zahl von EU-weiten und nationalen Ergänzungen ist seinerzeit entstanden, als die politische Grundstimmung in Richtung Deregulierung ging. Dementsprechend hat sich ein System etabliert, das den Firmen ermöglicht, sofern sie bestimmte Grundanforderungen an ihre interne Organisation erfüllen, ihre Produkte abhängig von ihrer Risikoeinstufung mit relativ überschaubaren Verfahren der Konformitätsbewertung unter eigener Verantwortung auf den Markt zu bringen.

Dieses Procedere hat sich, auch nach eigenen Feststellungen der EU, hervorragend bewährt, auch wenn es noch gewisse Mängel bei der tatsächlich gleichmäßigen Umsetzung der EU-Anforderungen in den verschiedenen europäischen Ländern gibt. Hier ist aber sicherlich zu differenzieren, ob dies Mängel sind, die dem System zuzurechnen sind, oder ob es sich eher um unterschiedlich genutzte Spielräume in der nationalen Umsetzung handelt.

Obwohl eigentlich niemand plausibel anführen kann, warum nun auf einmal das System der

Marktzugangsregulierung bei Medizinprodukten dringend reparaturbedürftig sein soll, wird im Moment über ein so genanntes Recast der Medizinprodukte-Direktiven diskutiert, das zu einer vollständigen Änderung des Verfahrens zumindest für jene Produkte führen soll, denen man ein hohes Risikopotential zugeordnet hat. Man denkt hier an die Übertragung von Strukturen aus dem Arzneimittelbereich, so dass für die Hochrisikoprodukte eine zentrale europäische Agentur zuständig sein soll.

Dies weckt unter den Herstellern die Befürchtung, dass es in Zukunft komplizierter, langwieriger und schwieriger wird, innovative Produkte auf den Markt zu bringen und dass insbesondere die leistungsfähige mittelständische Medizinprodukteindustrie dadurch an Innovationen gehindert werden könnte.

1   WIE VERHÄLT ES SICH MIT DEN RISIKEN?

Zunächst einmal ist es nicht ganz einfach, die Risiken von Medizinprodukten, z. B. im Vergleich zu Arzneimitteln, abzuschätzen. Schon zahlenmäßig ist die Sache schwierig. Die deutsche Gesundheitsministerin hat vor dem Bundestag erklärt, es gäbe pro Jahr 140.000 Todesfälle durch Fehldosierungen und Nebenwirkungen von Arzneimitteln (Rede anlässlich der 2./3. Lesung des Beitragssicherungsgesetzes und 12. Änderungsgesetzes SGB V im Deutschen Bundestag, 15.11.2002).

Über die Zahl der tödlichen Zwischenfälle mit Medizinprodukten hat die Ministerin nichts gesagt. Wenn wir die entsprechenden Fallzahlen des Bundesinstituts für Arzneimittel und Medizinprodukte durchgehen, so finden sich über einen Zeitraum von drei Jahren etwa 150 tödliche Zwischenfälle bei der Verwendung von Medizinprodukten, von denen etwa ein Drittel dem Medizinprodukt als Ursache zugeordnet werden. Das Verhältnis dieser beiden Zahlen, auch wenn die erste wahrscheinlich zu hoch und die zweite möglicherweise zu niedrig ist, ruft nicht auf den ersten Blick nach schärferen Sicherheitsvorkehrungen für den Vertrieb von Medizinprodukten, wohl aber für den Gebrauch von Arzneimitteln. Niemand hat bisher plausibel erklärt, warum auf diesem Hintergrund eine Verschärfung der Medizinprodukte-Regulation geboten sein soll.

Aber nicht nur zahlenmäßig gibt es erhebliche Unterschiede in den Risiken von Arzneimitteln und Medizinprodukten. Wenn wir beispielsweise eine neue Wirksubstanz einführen, die die Häufigkeit von tödlichen Herzinfarkten verringern soll, so werden wir möglicherweise, um statistisch einen tödlichen Herzinfarkt zu verhindern, viele, vielleicht sogar Hunderte von Patienten, mit dieser Substanz behandeln müssen. Auf der individuellen Ebene betrachtet bedeutet dies, dass der Segen der neuen Substanz, den sie für einen Patienten individuell entfalten mag, aufgewogen werden muss gegen die Summe der Nebenwirkungen, die das Produkt verursacht und die möglicherweise bei vielen Patienten zum Tragen kommen. Dieser Zusammenhang ist ein Grund, bei Arzneimitteln in der Zulassung außerordentlich restriktiv vorzugehen.

Wir müssen aber auch erkennen, dass diese Vorgehensweise auch deutliche Nachteile hat. So werden für bestimmte Erkrankungen, die relativ selten sind, schon heute keine Medikamente mehr entwickelt, weil man sich vorher ausrechnen kann, dass aufgrund der geringen Patientenzahl der hohe Aufwand, der mit der Zulassung verbunden ist, möglicherweise nicht zuverlässig wieder hereingespielt werden kann. Der gleichen Betrachtung unterliegen natürlich auch die Entwicklungskosten.

Bei vielen Medizinprodukten ist das völlig anders, jedenfalls bei denen, die für die Verschärfung der regulatorischen Bedingungen vorgesehen sind. Dies sind im Wesentlichen Implantate und Produkte, die auf neuen Technologien basieren, beispielsweise dem Tissue-Engineering. Betrachten wir einmal die Implantate. Wenn ein Patient sein Hüftgelenk nur noch unter Schmerzen bewegen kann und ihm konservative Therapien keine Linderung verschaffen, so besteht eine Indikation für die Implantation einer Endoprothese. Diese Endoprothese wird dem Patienten implantiert. In der Regel sind seine Beschwerden damit erheblich gebessert und seine Lebensqualität nimmt zu. Es gibt niemanden, der dadurch, dass dieser Patient einen Vorteil durch das Medizinprodukt erhalten hat, in irgendeiner Weise planmäßig geschädigt würde. Um einen Patienten zu heilen, müssen wir auch nur genau einen behandeln. Dabei sollen erfolglose Behandlungen nicht unter den Tisch gekehrt werden. Jede Operation hat ihre Komplikationsraten. Diese sind aber in der modernen Endoprothetik vergleichsweise gering.

2   BRAUCHEN WIR MEHR KLINISCHE PRÜFUNGEN?

Von Seiten der EU-Kommission wird auf die Hersteller erheblicher Druck ausgeübt, mehr klinische Daten für Ihre Produkte zur Verfügung zu stellen. So soll in Zukunft, zumindest bei den Produkten höherer Risikogruppen, die klinische Prüfung neuer Produkte die Regel werden.

Die Forderung ist zunächst einmal verständlich. Wir haben im Nachhinein sehen müssen, dass Produkte, die mit erheblichen Risiken behaftet waren, wie etwa der RO-BODoc-Roboter für die Endoprothesenimplantation, auf den deutschen Markt kommen konnten, ohne dass belastbare klinische Daten vorgelegen haben. Hier ist aber festzuhalten, dass dies nach geltender Rechtslage eigentlich nicht hätte geschehen dürfen. Hier haben wir ein Umsetzungsproblem bestehenden Rechts, das keineswegs die Forderung nach schärferen gesetzlichen Regelungen rechtfertigt.

Ähnliche Probleme haben wir auch bei anderen Produkten gesehen, aber immer hat es sich um Umsetzungsprobleme gehandelt. Wenn wir nun die klinische Prüfung praktisch zur Standardanforderung bei Klasse III Produkten machen, so löst dies erhebliche Kosten aus. Es bremst möglicherweise den Prozess der ständigen Weiterentwicklung in kleinen Schritten. Und es stellt sich die Frage, was bringt es uns?

Wenn ich mit einer neuen Hüftprothese über ein Jahr eine klinische Prüfung durchführe, vielleicht sogar über zwei Jahre, ist die Wahrscheinlichkeit, daraus Erkenntnisse zu gewinnen, nahe Null. Die Unterschiede zum Stand der Technik werden sich frühestens nach 10 Jahren, möglicherweise aber auch erst nach 15 Jahren zeigen. Die Wahrscheinlichkeit jedenfalls, dass sie sich innerhalb des klinischen Prüfungszeitraumes zeigen, ist außerordentlich gering.

Dennoch ist die Sorge berechtigt, dass man es möglicherweise gar nicht bemerken würde, wenn ein Implantat deutlich schlechtere Standzeiten aufweist als der Stand der Technik.

Ein gutes Mittel, um dies unter Kontrolle zu bekommen, sind Implantatregister, wie in den skandinavischen Ländern seit vielen Jahren etabliert. Die Sinnhaftigkeit dieser Register ist seit Jahrzehnten unbestritten, die Nutzung dieses Instruments wird leider durch die praktizierte Datenschutzpolitik blockiert. Diese kann auf der einen Seite nicht verhindern, dass massenhaft sensible Personendaten auf dem öffentlichen Markt landen, sie verhindert aber erfolgreich, dass ein im Interesse des Patienten gelegener sinnvoller Umgang mit seinen Daten erfolgen könnte.

Demnach wird ein eigentlich wirksames Instrument zur Erhöhung der Patientensicherheit durch selbst aufgestellte Barrieren blockiert. Nun soll Abhilfe durch die Einführung eines vermutlich ungeeigneteren Instrumentes geschaffen werden. Die Engländer nennen das „feel good policy": es wird nichts besser, aber die Beteiligten fühlen sich besser.

3   WAS BRINGT DIE VERSCHÄRFUNG DER REGULATIONEN?

Jedenfalls nicht erkennbar eine Verbesserung der Patientensicherheit. Bereits jetzt ist die Rate der tödlichen Zwischenfälle so niedrig, dass sie nur noch mit extremen Anstrengungen weiter gesenkt werden kann. Die bekannt gewordenen Probleme, wie etwa die tödlichen Zwischenfälle durch brennende Pflegebetten, würden von der Verschärfung der Regulation ohnehin nicht erfasst. Denn es gilt hier wie in der Sicherheitstechnik allgemein, dass Unfälle in der Regel nicht dort passieren, wo man die Lage für besonders gefährlich hält. Eigene Untersuchungen im Gutachtenbestand mehrerer Sachverständiger haben ergeben, dass unter jenen Zwischenfällen, die schließlich zum Streit führen, mindestens ebenso viele durch unsachgemäße Anwendung von Medizinprodukten ausgelöst werden, wie durch fehlerhafte Medizinprodukte.

Wenn es also nichts für den Patienten bringt, wem bringt es dann etwas, und was ist die Triebfeder? Hier könnte es um Fragen der Machtverteilung gehen. In Deutschland als auch in anderen europäischen Ländern haben sich einige Behörden offensichtlich immer noch nicht damit abgefunden, dass bestimmte Produkte durch die Medizinprodukte-Gesetzgebung teilweise ihrem Zuständigkeitsbereich entzogen worden sind. Was wir zurzeit erleben, könnte ein „Rollback" der Befürworter staatlicher Regulierung gegen eine aus ihrer Sicht unzureichende privatwirtschaftlich umgesetzte Regulierung sein.

Es stehen sich in dieser Kontroverse aber nur Behauptungen gegenüber. Wenn wir betrachten, wie viele Zwischenfälle im Bereich der Arzneimittel auftreten und erkennen, dass keine der internationalen Arzneimittelkatastrophen trotz hohen behördlichen regulatorischen Aufwandes an Deutschland vorbeigegangen ist, mutet die Behauptung schon kühn an, dass das staatliche Regulierungssystem eine höhere Sicherheit erzeugen kann. Was es aber mit Sicherheit kann, ist Zulassungsprozesse bürokratisieren und komplizieren.

4   WO BEWEGEN WIR UNS HIN?

Deutschland hat bei Arzneimitteln vergleichsweise hohe Hürden und teilweise nicht mehr akzeptable Bearbeitungszeiten bei Zulassungsanträgen. Dies hat zusammen mit anderen Standortfaktoren dazu geführt, dass namhafte pharmazeutische Unternehmen das Land verlassen haben. Im Medizinproduktebereich stellt sich insbesondere die mittelständische Industrie zurzeit noch sehr wettbewerbsfähig dar. Sie hat teilweise deutlichen technischen Vorsprung vor anderen Ländern und ist exportstark.

Mit der Verschärfung der Regulation wirken wir darauf hin, dies zu ändern. Dabei werden die Verlierer die kleinen und mittleren Unternehmen sein. Die Großunternehmen haben es wesentlich leichter, sich auf neue Regulationen einzustellen. Sie unterhalten umfangreiche Abteilungen eben dafür und können aufgrund ihrer internationalen Aufstellung den für die regulatorischen Belange jeweils günstigsten Standort nutzen. Deshalb ist es auch nicht verwunderlich, dass der Proteststurm von den „Big Player" bisher ausgeblieben ist.

Gerade die zeitliche Überschaubarkeit des Prozesses der CE-Kennzeichnung ermöglicht es kleinen Firmen auch Produkte auf den Markt zu bringen, deren Marktpotential durch die Seltenheit der behandelten Erkrankung sehr begrenzt ist. Mit einer Komplizierung des Zulassungsweges drängen wir die Marktgröße als Entscheidungskriterium für Neuentwicklungen in den Vordergrund. Wir erleben bereits heute, dass es ausgesprochen schwierig ist, Hersteller zur Entwicklung von Produkten für die Pädiatrie zu bewegen. Der Grund ist, der Markt ist klein. Was zu verdienen ist, ist begrenzt und der Entwicklungs- und Zulassungsaufwand ist erheblich. Es muss damit gerechnet werden, dass sich eine Verschärfung der Zulassungsbedingungen, insbesondere wenn es sich um eine Rückkehr zu behördlich gelenkten Verfahren handelt, für bestimmte Patientengruppen hinsichtlich der Verfügbarkeit von Medizinprodukten nachteilig auswirken wird.

DIE POSITION EINES
MEDIZINTECHNISCHEN UNTERNEHMENS

> MARKTZULASSUNG UND KOSTENERSTATTUNG EINES TELEMONITORING-SYSTEMS

HANS-JÜRGEN WILDAU

Die Nutzung der Telemedizin zur Verbesserung und Effizienzsteigerung der Patienten-versorgung wird seit mehr als zehn Jahren von politischer Seite gefordert und deren Erforschung auch gefördert. In einem eindringlichen Appell hat zuletzt Ende 2008 die „Commission of the European Communities" das EU Parlament und die Mitgliedslän-der aufgefordert, Telemedizin zum Nutzen von Patienten, Gesundheitssystemen und der Gesellschaft einzuführen (European Commission 2008). Nachfolgend sollen an einem Beispiel eines technisch ausgereiften und klinisch erprobten Telemonitoring-Systems die Hürden der Markteinführung in Deutschland aufgezeigt werden.

1   TELEMONITORING TECHNOLOGIE UND MARKTZULASSUNG

Im Jahr 2000 wurde in Deutschland der erste Herzschrittmacher mit einer drahtlosen Datenübertragung aus dem Körper heraus zu einem externen, mobilen Transmitter in einer Humanstudie eingesetzt. Der Transmitter benutzte damals bereits das Mobilfunk-netz, um die Daten zu einem Service Center zu senden. Dort wurden die Daten gespei-chert und aufbreitet, um den Arzt automatisch per Fax bei Abweichungen der Herzda-ten-Trendkurven von Normwerten zu informieren. Das Prinzip der Datenübertragung, wie in Abbildung 1 dargestellt, ist seither unverändert. An den Machbarkeitsbeweis der drahtlosen Datenübertragung schlossen sich etwa zwei Jahre der intensiven technischen Evaluation mit mehreren hundert Patienten in Europa und USA an. Mit der Einführung eines geschützten Internetportals zur Datenbefundung durch den behandelnden Arzt wurde das System im Jahr 2003 für den Markt in Europa und USA zugelassen. Es folg-ten Zulassungen in vielen weiteren Ländern, zuletzt Indien und China.

Abbildung 1: Datenübertragungsprinzip bei einem Telemonitoring-System

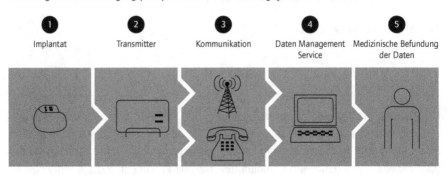

Das Home-Monitoring System wird heute in mehr als 50 Ländern weltweit eingesetzt. Über 150.000 Patienten sind bisher mit Implantaten mit Home-Monitoring-Technologie, versorgt worden. Alle Patienten werden mit einem weltweit einzigen Service Center in Deutschland überwacht. Der gesamte Datenübertragungs- und Auswertungsprozess ist vollständig automatisiert und erfüllt damit höchste Ansprüche an Zuverlässigkeit und wirtschaftliche Effizienz.

2   KLINISCHER UND GESUNDHEITSÖKONOMISCHER NUTZEN

Der Nutzen des Home-Monitoring-Systems liegt sowohl in der Früherkennung eines sich verschlechternden kardiovaskulären Zustandes der Patienten wie auch in der Effizienzsteigerung bei der Nachsorge der Patienten.

Anfang 2007 veröffentlichte Lazarus (2007) eine Studie mit 11.624 Patienten, bei denen er die Frühwarnzeit von im Home-Monitoring erfassten Ereignissen mit den normalen Nachsorgeintervallen von Herzschrittmacher und Defibrillator-Patienten verglich. Dabei stellte er fest, dass die Frühwarnzeit zwischen 2 und 5 Monaten liegt und auch gerade asymptomatische Ereignisse, die den Patienten naturgemäß nicht zum Arztbesuch veranlassen, viel früher erkannt werden.

Im November 2008 publizierten Varma et al. (2008) auf einem amerikanischen Kardiologenkongress die TRUST-Studie mit 1.443 Defibrillator-Patienten, bei denen multizentrisch, prospektiv und randomisiert in USA untersucht wurde, wie das Nachsorgeschema mit und ohne Home-Monitoring-Technologie die Sicherheit des Patienten beeinflusst. Es konnte gezeigt werden, dass bei gleicher Patientensicherheit die Anzahl der Nachsorge-Termine beim Arzt um 43% bei Verwendung der Home-Monitoring-Technologie gesenkt werden kann. Routinekontrollen ließen sich in erheblichem Umfang einsparen und damit auch Kosten. Die knappe Zeit des ärztlichen Personals könnte für die Versorgung von wichtigeren Fällen zur Verfügung stehen. Zudem war die Früherkennung von Ereignissen bei den Home-Monitoring-Patienten signifikant verbessert.

3   SITUATION DER KOSTENERSTATTUNG IN DEUTSCHLAND

Diese überzeugenden klinischen und gesundheitsökonomischen Vorteile können nur erschlossen werden, wenn sowohl die erforderliche Technologie (Abbildung 1: Komponenten 1 bis 4) als auch die Befundung der Daten durch den Arzt (Komponente 5) erstattet werden.

Seit 2008 haben die Kostenträger für den ambulanten Bereich im Rahmen des EBM (Ziffer 13552) eine Möglichkeit geschaffen, die Befundung der Daten abzurechnen. Diese telemetrische Funktionskontrolle der Implantate wird mit demselben Punktwert (790 Punkte) vergütet, wie die Kontrolle des Implantates im Rahmen einer Präsenznachsorge des Patienten beim Arzt. Für die Befundung der Daten durch stationäre Einrichtungen, die für Patienten mit komplexeren Implantaten und Krankheitsbildern (Defibrillatorpatienten, Herzinsuffizienzpatienten mit Resynchronisationsimplantat) verantwortlich sind, gibt es keine Kostenerstattung.

Während auf der medizinischen Seite das Thema zumindest teilweise angegangen wurde, gibt es auf Seiten der Kostenerstattung für die Geräte und den Datenmanagement-Service bislang keine Lösung. Da die Aufwendungen für die Medizintechnik-Industrie beachtlich sind, kann ohne Kostenerstattung eine breite Markteinführung in Deutschland nicht erfolgen.

Der Nutzen der Telemonitoring-Technologie für eine bessere und effizientere Patientenversorgung verteilt sich auf die verschiedenen Beteiligten: Patient, Arzt, Klinik, Krankenkassen, Sozialversicherung. Die Bestimmung des Wertes der Technologie richtet sich nach der Perspektive des jeweiligen Beteiligten. Es gibt kein transparentes und von Herstellerseite einsteuerbares Verfahren, wie die gesamte Wertschöpfung der Technologie und des Service ermittelt und in vorhersagbaren Zeiträumen in die Kostenerstattung überführt werden kann. Ein möglicher erster Schritt wäre die Einführung einer pauschalen Kostenerstattung für die Transmitter-Geräte mit eingeschlossenem Datenmanagement-Service für die gesamte Laufzeit des Implantates. Damit würde in einem verwaltungstechnisch effizienten Prozess die Versorgung des Patienten komplett geregelt. Die Weiterentwicklung der im Implantat eingebauten Sensorik für Vitaldaten könnte dann in einem zweiten Schritt über eine Differenzierung der DRG-Abrechnungsziffern für die Implantation erfolgen.

4   LITERATUR

European Commission 2008

European Commission: Telemedicine for the benefit of patient, healthcare systems and society. URL: http://ec.europa.eu/information_society/activities/health/policy/telemedicine/index_en.htm (Stand: 15.05.2009).

Lazarus 2007

Lazarus, A.: Remote, Wireless, Ambulatory Monitoring of Implantable Pacemakers, Cardioverter Defibrillators and CRT Systems. In: Pacing and Clinical Electrophysiology (PACE), Vol. 30, No. s1, pp. S2-S12.

Varma et al. 2008

Varma, N. et al.: Evaluation of efficacy and safety of remote monitoring for ICD follow-up: The TRUST trial. Paper presented at the American Heart Association 2008 Scientific Sessions; November 11, 2008; New Orleans.

> AUTORENVERZEICHNIS

Dr. **Thomas Becks** (dgbmt@vde.com) ist seit 04/2001 Geschäftsführer der Deutschen Gesellschaft für Biomedizinische Technik im VDE in Frankfurt am Main. Seit 07/1997 ist er Geschäftsführer des DVMT Dachverband Medizinische Technik – Naturwissenschaft – Informatik, einem Zusammenschluss von 9 nationalen Verbünden, die im Gesundheitswesen tätig sind sowie seit 11/2005 Präsidiumsmitglied des KKC Krankenhaus-Kommunikations-Centrum. Thomas Becks studierte Elektrotechnik mit Schwerpunkt Nachrichtentechnik an der Universität Duisburg-Essen mit dem Abschluss „Diplom-Ingenieur Nachrichtentechnik". 1993 promovierte er zum Dr.-Ing. Vor seinem Wechsel 07/1997 zum VDE Verband der Elektrotechnik Elektronik Informationstechnik e.V. war er Abteilungsleiter „EMVU Elektromagnetische Verträglichkeit und Umweltaspekte" in der IMST GmbH, Kamp-Lintfort.

Hans-Peter Bursig (Bursig@zvei.org) ist seit dem Jahr 2000 Geschäftsführer des ZVEI-Fachverbandes Elektromedizinische Technik. Von 2000 bis 2005 war er zusätzlich Generalsekretär des europäischen Branchenverbandes COCIR in Brüssel und Sekretär der Initiative „Integrating the Healthcare Enterprise in Europe" (IHE-Europe). Hans-Peter Bursig studierte Volkswirtschaft in Saarbrücken. Er ist Absolvent des College of Europe in Brügge (Belgien).

Prof. Dr. rer. nat. **Olaf Dössel** (od@ibt.uni-karlsruhe.de) ist Inhaber des Lehrstuhls für Biomedizinische Technik an der Universität Karlsruhe (TH). Nach seinem Studium der Physik an der Christian-Albrechts-Universität in Kiel promovierte er 1982, woran sich eine dreijährige Tätigkeit als Wissenschaftler am Philips Forschungslaboratorium Hamburg auf dem Gebiet der Sensorik anschloss. 1985 wurde er zum Leiter der Forschungsgruppe Messtechnik ernannt. Seit seinem Ruf an die Universität Karlsruhe 1996 arbeitet er auf dem Gebiet der Abbildung bioelektrischer Ströme mit Hilfe der Vielkanal-EKG-Ableitung, der numerischen Feldberechnung im Körper und der Modellierung der elektrophysiologischen Eigenschaften des Herzens. Ziel der Projekte ist es, Kardiologen und Herzchirurgen bei der Diagnose und Therapie von Herzrhythmusstörungen oder Herzinfarkt mit neuen Methoden zu unterstützen. Olaf Dössel hat zahlreiche Ehrenämter inne, zu denen unter anderem seine Mitgliedschaft in der Berlin-Brandenburgischen Akademie der Wissenschaften sowie bei acatech zählen. Darüber hinaus ist er Mitglied im Kuratorium der Physikalisch-Technischen Bundesanstalt PTB, Vorstandsmitglied der Deutschen Gesellschaft für Biomedizinische Technik (DGBMT) und im Präsidium des VDE.

Prof. Dr.-Ing. Dr.-Ing. habil. **Helmut Ermert** (helmut.ermert@rub.de) war bis 2007 Inhaber des Lehrstuhls für Hochfrequenztechnik der Ruhr-Universität Bochum und leitet dort nach seiner Entpflichtung die Forschungsgruppe Hochfrequenztechnik. Er ist Mitglied des Vorstands des Kompetenzzentrums Medizintechnik Ruhr (KMR) in Bochum, dessen Sprecher und Koordinator er von 2001 bis 2008 war. Helmut Ermert ist Autor und Koautor von über 200 wissenschaftlichen Veröffentlichungen auf den Gebieten Sensorik und Abbildungsverfahren mit elektromagnetischen, akustischen und thermischen Feldern und Wellen mit Anwendungen in der medizinischen Diagnostik, der zerstörungsfreien Werkstoffprüfung und der industriellen Automation. Schwerpunkt seiner wissenschaftlichen Tätigkeit liegt auf dem Gebiet der medizinisch-diagnostischen Bildgebung mit Ultraschall. Helmut Ermert war mehrere Jahre Mitglied des Vorstandes und von 1995-1997 Vorsitzender der Deutschen Gesellschaft für Biomedizinische Technik DGBMT. Von 2006-2007 war er Generalsekretär der European Alliance for Medical and Biological Engineering and Science (EAMBES). Er ist Ehrenmitglied und Ehrenringträger des VDE sowie Fellow des Institute of Electrical and Electronics Engineers, Inc. (IEEE, USA). Seit 2001 ist er ordentliches Mitglied der Nordrhein-Westfälischen Akademie der Wissenschaften und der Künste sowie seit 2002 Mitglied von acatech.

Kai Fortelka (Kai.Fortelka@g-ba.de) absolvierte in den Jahren 2001 bis 2003 nach einem Studium der Neueren und Neuesten Geschichte, Politikwissenschaften, Soziologie und des öffentlichen Rechts zunächst ein Redaktionsvolontariat bei der Deutschen Presse-Agentur (dpa). Anschließend war Kai Fortelka für die dpa als landespolitischer Korrespondent tätig, bevor er Ende des Jahres 2003 als journalistischer Berater in das Projektbüro der Zentrale der Bundesagentur für Arbeit (BA) wechselte. Von 2004 bis 2006 arbeitete er im Stabsbereich Marketing des Vorsitzenden des Vorstands der BA. Seit März 2006 ist Kai Fortelka als Referent für Presse- und Öffentlichkeitsarbeit beim Gemeinsamen Bundesausschuss (G-BA) tätig. Seine Arbeitsschwerpunkte sind dort unter anderem Presse- und Öffentlichkeitsarbeit für den Unparteiischen Vorsitzenden, Unterstützung des Unparteiischen Vorsitzenden bei der politischen Kommunikation, Medienberatung, Marketing, Internationale Kontakte, Veranstaltungs- und Vortragsmanagement sowie sonstige Kommunikationsaufgaben.

Dr. **Hans Haindl** (post@haindl.eu) ist seit 1989 öffentlich bestellter und vereidigter Sachverständiger für Medizinprodukte mit den Schwerpunkten „nicht aktive Medizinprodukte" und „Implantate". Er studierte Maschinenbau und Medizin an der Universität Hannover, der FU Berlin und der Medizinischen Hochschule Hannover. Er promovierte über zentralvenöse Zugänge. Nach klinischer Tätigkeit in Anästhesie, Viszeralchirurgie und Unfallchirurgie wechselte er zur B. Braun Melsungen AG, wo er den Zentralbereich „Forschung und Entwicklung Medizinprodukte" leitete. Seit 1991 arbeitet er selbstständig als Sachverständiger für Medizinprodukte in den Bereichen Schadensanalyse, Produktentwicklung und regulatorischen Fragen.

Dr. **Claudia Herok** (claudia.herok@bmbf.bund.de) ist Referentin im Referat Gesundheitsforschung am Bundesministerium für Bildung und Forschung und dort federführend für die Koordinierung der Medizintechnik zuständig. Sie studierte Agarökonomie in Göttingen und promovierte 2000 an der Humboldt Universität zu Berlin. Nach Forschungstätigkeiten im In- und Ausland arbeitet sie seit 2003 im Bundesministerium für Bildung und Forschung.

Dr. **Rainer Hess** (Rainer.Hess@g-ba.de) war nach einem Studium der Rechtswissenschaft und der anschließenden Referendar-Ausbildung bis 1971 zunächst als Justitiar des Verbandes der leitenden Krankenhausärzte tätig. Anschließend arbeitete er bis zum Jahr 1988 als Justiziar der gemeinsamen Rechtsabteilung von Bundesärztekammer (BÄK) und Kassenärztlicher Bundesvereinigung (KBV). Dr. Hess promovierte im Jahr 1972. Von 1988 bis 2004 bekleidete er die Position des Hauptgeschäftsführers der Kassenärztlichen Bundesvereinigung. Seit 1. April 2004 fungiert er als Unparteiischer Vorsitzender des Gemeinsamen Bundesausschusses (G-BA). Dr. Hess ist Autor zahlreicher juristischer Kommentare zum Sozialversicherungsrecht und zum ärztlichen Berufsrecht.

MinDirig **Harald Kuhne** (Harald.Kuhne@bmwi.bund.de), Jahrgang 1960, leitet im Bundesministerium für Wirtschaft und Technologie den Arbeitstab Gesundheitswirtschaft und soziale Dienstleistungen. Vorher war er Gruppenleiter im Bundeskanzleramt und zuständig für Sozial-, Gesundheits-, Arbeitsmarkt- und Gesellschaftsrecht. Herr Ministerialdirigent Kuhne studierte Jura und Sozialwissenschaft in Hannover. Vor der Übernahme der Aufgaben im Bundeskanzleramt arbeitete er im Sozialministerium des Landes Sachsen-Anhalt und des Landes Niedersachsen; dort war er zuletzt Referatsleiter für die Kranken-, Unfall- und Rentenversicherung.

Priv.-Doz. Dr. med. **Michael Kulig** (michael.kulig@iqwig.de) leitet seit 2007 im Institut für Qualität und Wirtschaftlichkeit im Gesundheitswesen (IQWiG) in Köln das Ressort „Nicht-Medikamentöse Verfahren". Als Mediziner, Gesundheitswissenschaftler und Epidemiologe koordiniert er die wissenschaftlichen Bewertungen zu nicht-pharmakologischen therapeutischen Interventionen, zu Diagnose-Verfahren und zu Screening-Maßnahmen. Zuvor war er in leitender Wissenschaftlicher Funktion im Bereich Klinische Epidemiologische Forschung und internationale Studien an der Universitätsmedizin Charité, der Freien Universität in Berlin und bei Sanofi Pasteur MSD in Frankreich tätig. Daneben arbeitete er viele Jahre in Ethikkommissionen und als Gutachter internationaler wissenschaftlicher Zeitungen.

Prof. Dr. **Axel C. Mühlbacher** (muehlbacher@hs-nb.de) ist Professor für Gesundheitsökonomie und Medizinmanagement an der Hochschule Neubrandenburg. Seit 2006 leitet er das Institut Gesundheitsökonomie und Medizinmanagement (IGM). Axel Mühlbacher ist Vorstandsmitglied der Akkreditierungsagentur AHPGS, Mitglied an der Berlin School of Public Health (BSPH) an der Charité Berlin und Leiter der AG eHealth am Zentrum für innovative Gesundheitstechnologie (ZiG) an der Technischen Universität Berlin. Nach dem Studium der Betriebswirtschaftslehre promovierte er zum Thema Integrierte Versorgung im DFG-Graduiertenkolleg „Bedarfsgerechte Gesundheitsversorgung" an der TU Berlin, FU Berlin und HU Berlin. Vor seinem Wechsel an die Hochschule Neubrandenburg war er Wissenschaftlicher Assistent am Lehrstuhl für Finanzwissenschaft und Gesundheitsökonomie an der TU Berlin. Unter anderen ist Axel Mühlbacher Mitglied des Vereins für Socialpolitik, der Deutschen Gesellschaft für Gesundheitswissenschaften/Public Health und der International Society for Pharmacoeconomics and Outcomes Research.

Dr. **Matthias Neumann** (matthias.neumann@bmg.bund.de) ist seit 2002 Referent am Bundesministerium für Gesundheit im Referat – Medizinprodukte – beschäftigt. Davor war er mehrere Jahre als wissenschaftlicher Mitarbeiter beim Bundesamt für Strahlenschutz und beim Bundesinstitut für Arzneimittel und Medizinprodukte auf dem Gebiet der Medizintechnik tätig. Erste berufliche Erfahrungen sammelte er als Forschungs- und Entwicklungsingenieur am Forschungszentrum des Kombinates Elektro-Apparate-Werkes Treptow und als wissenschaftlicher Assistent am Institut für medizinische Physik und Biophysik des Universitätsklinikums Charité der Humboldt-Universität zu Berlin, wo er in den 90er Jahren seine Promotion auf dem Gebiet der Biophysik erwarb.

Dr. rer. nat. **Cord Schlötelburg** (schloetelburg@iit-berlin.de) ist seit 2007 Senior Manager des Instituts für Innovation und Technik in Berlin (www.iit-berlin.de) und seit 2002 Berater bei der VDI/VDE Innovation + Technik GmbH. Herr Schlötelburg ist Experte für Innovationsprozesse und Innovationsmanagement in der Biotechnologie, Biomedizin und Medizintechnik. Er befasst sich in diesem Kontext mit unterschiedlichen Evaluations-, Analyse- und Beratungsvorhaben. Zuvor war Herr Schlötelburg wissenschaftlicher Mitarbeiter an der Charité – Universitätsmedizin Berlin. Er hat Biotechnologie studiert und im Fachgebiet molekulare Mikrobiologie promoviert.

Joachim M. Schmitt (schmitt@bvmed.de) arbeitet seit 1985 beim Bundesverband Medizintechnologie e.V. (BVMed). Seit 1991 leitet er den Verband als Geschäftsführer und ist seit 2002 auch Mitglied des BVMed-Vorstands. Joachim M. Schmitt studierte Wirtschaftswissenschaften an den Universitäten Saarbrücken und Trier. Vor seinem Wechsel zum BVMed war er zunächst wissenschaftlicher Mitarbeiter beim Deutschen Industrie- und Handelstag (DIHT) und nachfolgend stellvertretender Geschäftsführer der Deutsch-Tunesischen Industrie- und Handelskammer (Tunis), vorwiegend verantwortlich für Investorenberatung. 1993/94 war er gleichzeitig kommisarischer Geschäftsführer des Europäischen Medizinprodukteverbandes Eucomed in Brüssel und von 1998 bis 2001 gleichzeitig Mitglied des Vorstandes des Bundesverbandes Homecare (BVHC). Joachim M. Schmitt ist u. a. Herausgeber und Mitautor des WIKO (Wiesbadener Kommentar zum Medizinprodukterecht) sowie Mitautor und -initiator des „Kodex Medizinprodukte".

Prof. Dr. med. Dipl.-Ing. Thomas Schmitz-Rode (smiro@hia.rwth-aachen.de) ist Direktor des Lehrstuhls für Angewandte Medizintechnik am Helmholtz-Institut der RWTH Aachen. Er studierte 1976-1988 Maschinenbau und Humanmedizin an der RWTH Aachen. 1989-2003 arbeitete er an der Klinik für Radiologische Diagnostik des Universitätsklinikums Aachen, wo er 1996 im Fach Radiologische Diagnostik habilitierte. Nachdem er dort eine Professur für Experimentelle Diagnostische und Interventionelle Radiologie inne hatte, folgte 2004 seine Ernennung zum Professor für Angewandte Medizintechnik. Thomas Schmitz-Rode ist Träger verschiedener Auszeichnungen, unter welchen der Wilhelm Conrad Röntgen-Preis der Deutschen Röntgengesellschaft, der Heinz Meise-Preis der Deutschen Herzstiftung und der Förderpreis Intensivmedizin der Fresenius Stiftung zu nennen sind. Thomas Schmitz-Rode hat 37 Patente und Patentanmeldungen vorzuweisen und ist Autor zahlreicher Publikationen. Er ist Mitglied im Medizintechnischen Ausschuss des Bundesministeriums für Bildung und Forschung, Vorstandsmitglied der Deutsche Gesellschaft für Biomedizinische Technik (DGBMT) und Mitglied des Fachkollegiums Medizin der Deutschen Forschungsgemeinschaft. Weiterhin ist er Mitglied bei acatech und leitet dort das Themennetzwerk Gesundheitstechnologie.

Martin Stockheim (M.Stockheim@MDS-ev.de) ist Arzt für Orthopädie und leitet seit 2007 das Fachgebiet Medizinprodukte beim Medizinischen Dienst des Spitzenverbandes Bund der Krankenkassen (MDS). Nach technischer Berufsausbildung folgte das Studium der Medizin. Während seiner Facharztweiterbildung beschäftigte er sich mit der Entwicklung von computergestützten Operationsverfahren und bildgebenden Verfahren. Er absolvierte einen gesundheitsökonomischen Aufbaustudiengang und wechselte 2007 als Fachgebietsleiter Medizinprodukte zum MDS. Dort beschäftigt er sich vor allem mit Fragen der Risiko- und Nutzenbewertung von Medizinprodukten und Vergütungsfragen.

Dr. **Tobias Weiler** (weiler@spectaris.de) leitet seit 2007 den Fachverband Medizintechnik des Industrieverbands SPECTARIS. Der Politikwissenschafter studierte an den Universitäten Tübingen und Hamburg und promovierte zum Thema „Europäische Forschungs- und Technologiepolitik". Vor seiner SPECTARIS-Tätigkeit war Tobias Weiler beim Bundesverband der Deutschen Industrie (BDI) und dem Verband der Forschenden Arzneimittelhersteller (VFA) tätig.

Dr.-Ing. **Hans-Jürgen Wildau** (hans-juergen.wildau@biotronik.com), Jahrgang 1964, ist seit 2000 Geschäftsbereichsleiter Health Services bei der BIOTRONIK GmbH & Co. KG, Berlin, und in dieser Funktion verantwortlich für Forschung, Entwicklung, Operations und neue Geschäftsentwicklung für Telemonitoring und Sensorik. Hans-Jürgen Wildau studierte Elektrotechnik an der Technischen Universität Berlin und promovierte 1993 zum Thema Festkörperphysik. Vor der Übernahme seiner heutigen Funktion bei BIOTRONIK war er zunächst als Strategieberater mit Schwerpunkt Medizintechnik-/Mikroelektronikindustrie für Roland Berger & Partner tätig. Hans-Jürgen Wildau ist Mitglied des VDI, der Deutschen Gesellschaft für Kardiologie (DGK) und der Arbeitsgruppe Telemonitoring der DGK sowie Vorsitzender des Beirates der BMBF-Initiative „Präventive Mikromedizin mit 24/7-Monitoring".

Dr. rer. pol. **Johannes Winter** (winter@acatech.de) ist seit 2008 als Referent im Projektzentrum von acatech in München tätig. Zuvor hat er das von der Deutschen Forschungsgemeinschaft (DFG) finanzierte Projekt „Kompetenzerwerb in der Automobilindustrie" durchgeführt. Seine Promotion verfasste Johannes Winter zum Thema Upgrading-Prozesse in Tochtergesellschaften internationaler Unternehmen der Automobilindustrie, nachdem er zuvor drei Jahre als Wissenschaftlicher Mitarbeiter am Wirtschaftsgeographischen Institut der Universität zu Köln gewirkt hat. Johannes Winter hat Geographie, Volkswirtschaftslehre, Sozioökonomik und Politikwissenschaft an den Universitäten in Göttingen, Osnabrück und Santander/Spanien studiert.

> acatech – DEUTSCHE AKADEMIE DER TECHNIKWISSENSCHAFTEN

acatech vertritt die Interessen der deutschen Technikwissenschaften im In- und Ausland in selbstbestimmter, unabhängiger und gemeinwohlorientierter Weise. Als Arbeitsakademie berät acatech Politik und Gesellschaft in technikwissenschaftlichen und technologiepolitischen Zukunftsfragen. Darüber hinaus hat es sich acatech zum Ziel gesetzt, den Wissenstransfer zwischen Wissenschaft und Wirtschaft zu erleichtern und den technikwissenschaftlichen Nachwuchs zu fördern. Zu den Mitgliedern der Akademie zählen herausragende Wissenschaftler aus Hochschulen, Forschungseinrichtungen und Unternehmen. acatech finanziert sich durch eine institutionelle Förderung von Bund und Ländern sowie durch Spenden und projektbezogene Drittmittel. Um die Akzeptanz des technischen Fortschritts in Deutschland zu fördern und das Potenzial zukunftsweisender Technologien für Wirtschaft und Gesellschaft deutlich zu machen, veranstaltet acatech Symposien, Foren, Podiumsdiskussionen und Workshops. Mit Studien, Empfehlungen und Stellungnahmen wendet sich acatech an die Öffentlichkeit. acatech besteht aus drei Organen: Die Mitglieder der Akademie sind in der Mitgliederversammlung organisiert; ein Senat mit namhaften Persönlichkeiten aus Industrie, Wissenschaft und Politik berät acatech in Fragen der strategischen Ausrichtung und sorgt für den Austausch mit der Wirtschaft und anderen Wissenschaftsorganisationen in Deutschland; das Präsidium, das von den Akademiemitgliedern und vom Senat bestimmt wird, lenkt die Arbeit. Die Geschäftsstelle von acatech befindet sich in München; zudem ist acatech mit einem Hauptstadtbüro in Berlin vertreten.

Weitere Informationen unter www.acatech.de

> acatech DISKUTIERT

Die Reihe „acatech diskutiert" dient der Dokumentation von Symposien, Workshops und weiteren Veranstaltungen der Deutschen Akademie der Technikwissenschaften. Darüber hinaus werden in der Reihe auch Ergebnisse aus Projektarbeiten bei acatech veröffentlicht. Die Bände dieser Reihe liegen generell in der inhaltlichen Verantwortung der jeweiligen Herausgeber und Autoren.

BISHER SIND IN DER REIHE „acatech DISKUTIERT" FOLGENDE BÄNDE ERSCHIENEN:

Otthein Herzog/Thomas Schildhauer (Hrsg.): *Intelligente Objekte. Technische Gestaltung – Wirtschaftliche Verwertung – Gesellschaftliche Wirkung* (acatech diskutiert), Heidelberg u. a.: Springer Verlag 2009.

Thomas Bley (Hrsg.): *Biotechnologische Energieumwandlung. Gegenwärtige Situation, Chancen und Künftiger Forschungsbedarf* (acatech diskutiert), Heidelberg u. a.: Springer Verlag 2009.

Joachim Milberg (Hrsg.): *Förderung des Nachwuchses in Technik und Naturwissenschaft. Beiträge zu den zentralen Handlungsfeldern* (acatech diskutiert), Heidelberg u. a.: Springer Verlag 2009.

Norbert Gronau/Walter Eversheim (Hrsg.): *Umgang mit Wissen im interkulturellen Vergleich. Beiträge aus Forschung und Unternehmenspraxis* (acatech diskutiert), Stuttgart: Fraunhofer IRB Verlag 2008.

Martin Grötschel/Klaus Lucas/Volker Mehrmann (Hrsg.): *Produktionsfaktor Mathematik. Wie Mathematik Technik und Wirtschaft bewegt* (acatech diskutiert), Heidelberg u. a.: Springer Verlag 2008.

Thomas Schmitz-Rode (Hrsg.): *Hot Topics der Medizintechnik. acatech Empfehlungen in der Diskussion* (acatech diskutiert), Stuttgart: Fraunhofer IRB Verlag 2008.

Hartwig Höcker (Hrsg.): *Werkstoffe als Motor für Innovationen* (acatech diskutiert), Stuttgart: Fraunhofer IRB Verlag 2008.

Friedemann Mattern (Hrsg.): *Wie arbeiten die Suchmaschinen von morgen? Informationstechnische, politische und ökonomische Perspektiven* (acatech diskutiert), Stuttgart: Fraunhofer IRB Verlag 2008.

Klaus Kornwachs (Hrsg.): *Bedingungen und Triebkräfte technologischer Innovationen* (acatech diskutiert), Stuttgart: Fraunhofer IRB Verlag 2007.

Hans Kurt Tönshoff/Jürgen Gausemeier (Hrsg.): *Migration von Wertschöpfung. Zur Zukunft von Produktion und Entwicklung in Deutschland* (acatech diskutiert), Stuttgart: Fraunhofer IRB Verlag 2007.

Andreas Pfingsten/Franz Rammig (Hrsg.): *Informatik bewegt! Informationstechnik in Verkehr und Logistik* (acatech diskutiert), Stuttgart: Fraunhofer IRB Verlag 2007.

Bernd Hillemeier (Hrsg.): *Die Zukunft der Energieversorgung in Deutschland. Herausforderungen und Perspektiven für eine neue deutsche Energiepolitik* (acatech diskutiert), Stuttgart: Fraunhofer IRB Verlag 2006.

Günter Spur (Hrsg.): *Wachstum durch technologische Innovationen. Beiträge aus Wissenschaft und Wirtschaft* (acatech diskutiert), Stuttgart: Fraunhofer IRB Verlag 2006.

Günter Spur (Hrsg.): *Auf dem Weg in die Gesundheitsgesellschaft. Ansätze für innovative Gesundheitstechnologien* (acatech diskutiert), Stuttgart: Fraunhofer IRB Verlag 2005.

Günter Pritschow (Hrsg.): *Projektarbeiten in der Ingenieurausbildung. Sammlung beispielgebender Projektarbeiten an Technischen Universitäten in Deutschland* (acatech diskutiert), Stuttgart: Fraunhofer IRB Verlag 2005.

Printing: Krips bv, Meppel, The Netherlands
Binding: Stürtz, Würzburg, Germany